(couverture couvertu...)
4751

Bon A.-C.-E. BELLIER DE VILLIERS

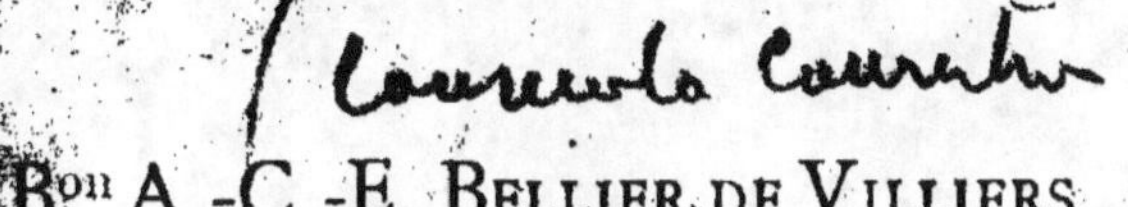

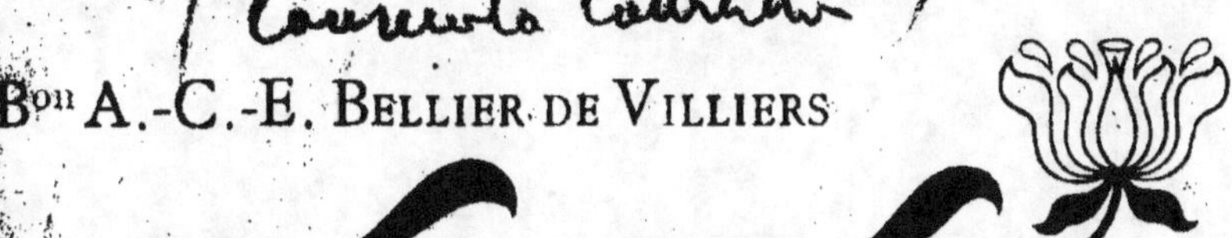

LE CHIEN AU CHENIL

De l'Amélioration des Races Canines

Du Logement — Du Pansage

De la Nourriture

De l'Exercice et de la Condition

De l'Élève — Soins Thérapeutiques

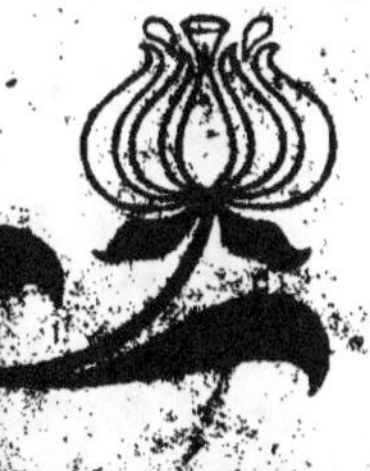

IMPRIMEURS-ÉDITEURS
PAIRAULT ET Cie

2262

34
g 60

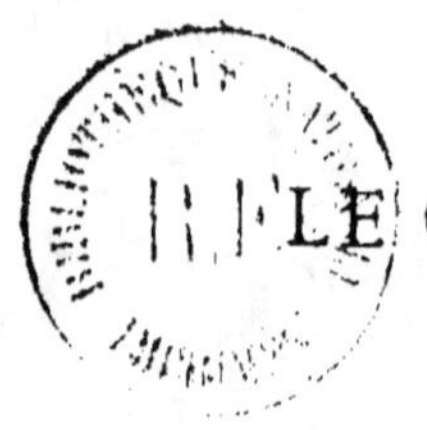

LE CHIEN AU CHENIL

Imp. Pairault et Cⁱᵉ, Paris

Propriété des Éditeurs

LE
Chien au Chenil

DE L'AMÉLIORATION DES RACES CANINES

DU LOGEMENT — DU PANSAGE

DE LA NOURRITURE

DE L'EXERCICE ET DE LA CONDITION

DE L'ÉLÈVE — SOINS THÉRAPEUTIQUES

PAR

Le Baron A.-C.-E. BELLIER DE VILLIERS

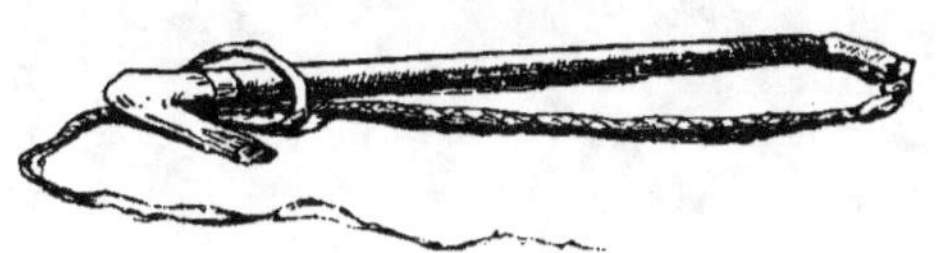

PARIS

PAIRAULT et Cⁱᵉ, IMPRIMEURS-ÉDITEURS

3, Passage Nollet, 3

—

1901

AVANT-PROPOS

u sortir de l'Exposition Canine,
qui eût lieu en Juillet 1878, sur
l'esplanade des Invalides, et dont
je fus un des lauréats, j'ai écrit les chapitres de ce livre, duquel bon nombre de pages
ont paru, peu de mois après, dans les co-
lonnes d'un journal : *La Chasse illustrée*.

Aujourd'hui, mes convictions, touchant
l'avenir de la question canine, dans mon
pays, sont restées telles que celles que
j'exprimais, il y a tantôt cinq ans.

Depuis cette époque, à la vérité, j'ai eu la
satisfaction de voir fonder — du fait de
l'initiative privée — *la Société Centrale pour
l'amélioration des races de Chiens en France*,
et réserver à nos Races canines — selon le
vœu des Conseils généraux de nos départements. — la place qui leur était bien due
dans les *Concours Régionaux*, deux me-

sures dont je signalais l'exécution *a priori* comme également indispensables, ainsi que le lecteur le reconnaîtra plus loin. Malgré cela, si, d'une part, ma confiance reste iné-branlable dans les moyens pour atteindre au but, d'un autre, ma désillusion est pro-fonde, quant au recrutement des individua-lités capables de les appliquer en parfaite connaissance de cause. En un mot, en France, à l'heure actuelle, les *amateurs de chiens* sont extrêmement nombreux, mais, en revanche, les *connaisseurs en chiens* sont des plus clair-semés !

Et faut-il en accuser seulement cette tendance naturelle du caractère français à croire que l'on peut savoir beaucoup, en étudiant un peu ou pas du tout? Certes, la présomption personnelle y est bien pour quelque chose; mais la vérité est que la bonne volonté d'apprendre, chez le plus grand nombre, est sans cesse déçue de ne pas trouver à se satisfaire, de même que le désir d'arriver à bien est las de se trouver aux prises avec ce charlatanisme qui pousse des gens à s'improviser *champions* d'une question dont ils ne savent même pas l'A B C !

Or, qu'arrive-t-il? C'est que non seulement les véritables amateurs, se désintéressant de plus en plus, tels résultats, qui seraient précieux pour le pays, sont gravement compromis, mais encore est rendue des plus ingrate et des plus lourde la tâche de ceux qui restent quand même sur la brèche, à cette fin de réparer, si possible, les fautes que la vanité ou l'incompétence, quoique bien intentionnées, ne peuvent que fatalement commettre.

A mon sens, la vulgarisation des connaissances — entreprise par ceux à qui elles sont familières — est le seul moyen, en élevant le niveau de chacun, d'augmenter le bagage de nos amateurs et de remédier à cette trop sensible pénurie de connaisseurs.

C'est dans ce but que je me suis dédidé à publier ces études, qui constituent en quelque sorte un *vade-mecum* de l'hygiène et de l'entretien du chien, quelle que soit sa race et à quelque métier qu'il soit consacré. Avant de les offrir au public, il était nécessaire de les remanier et, sous ce rapport, j'ai eu peu de chose à faire, mais, à mes yeux, l'œuvre resterait incomplète et ne remplirait point mes vues, si, à la pratique de loger, nourrir, soigner et élever le chien, il n'était pas joint une description exacte de ses races les plus connues.

La multiplicité des types de cet animal, leur minutieuse analyse, tant au moyen de la plume que du crayon, se fussent mal accomodées des proportions modestes de ce livre et j'ai dû choisir un plus grand cadre pour que le sujet y fut traité à l'aise.

Ceci dit, il me reste à souhaiter que ma nouvelle publication *Le Chien et ses Races au XIX⁰ siècle* (1), qui sera le complément de celle-ci : *Le Chien au chenil*, soit aussi bienveillamment accueillie du public que cette dernière lorsque, par fragments et à bâtons rompus, elle fut soumise, une première fois, à sa juste appréciation.

Je serai amplement récompensé de mes peines.

Paris, le 10 août 1883.

____

(1) La mort a surpris le baron de Villiers avant qu'il ait pu terminer cet ouvrage.

LES ÉDITEURS.

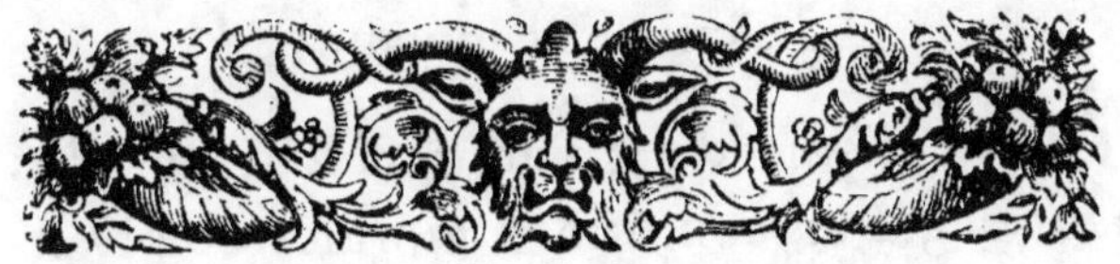

LE

Chien au Chenil

—

CHAPITRE PREMIER

DE L'AVENIR DE NOS RACES DE CHIENS

'AMÉLIORATION des Races de chiens, en France, est une question plus que jamais à l'ordre du jour. C'est, qu'en effet, cette question est restée aussi intéressante que grosse de difficultés à résoudre.

Tout d'abord, elle a, pour sujet principal, un être si grandement titré de qualités de premier ordre, doué d'une malléabilité de nature si merveilleuse, qu'il a conquis, à nos côtés, une place telle que nul autre que lui ne saurait l'occuper jamais, ni aussi dignement, ni aussi utilement.

Ensuite, par cela même que l'intelligence

et l'organisme du chien reflètent au plus haut degré les conditions morales et physiques de l'homme, son élève est une science de grande envergure, aux applications fort déliées et dont la vulgarisation des principes n'est pas seulement profitable à l'espèce canine, mais également avantageuse pour la culture de tous les animaux que nous comptons parmi nos auxiliaires les plus ordinaires.

Enfin, par l'importance même des services rendus, le chien représente une branche d'industrie aux débouchés multiples, en raison directe de ses aptitudes si diverses et appelée — si nous en avons la volonté — à constituer une de nos richesses nationales.

Eh bien ! malgré sa nature exceptionnelle, sa sagacité prodigieuse, son attachement inaltérable et son constant désir de plaire, pourquoi donc le chien, à l'instar du cheval, n'a-t-il point été jugé digne d'autant d'intérêt et d'encouragements que son heureux rival qui, cependant, sous tant de rapports, lui est si inférieur.

C'est que, de tous temps, l'injustice et l'ingratitude humaine n'ont jamais frappé que les meilleures créatures de Dieu !

Lisez plutôt Ovide, le poète à la forme élégante :

Douce eris falix, multos numerabis amicos
Tempora si fuerint nubila, solus eris !

ce qui peut se traduire ainsi :

Dans la bonne fortune, tu compteras beaucoup
Dans la mauvaise, tu seras seul !   [d'amis,

Vous le voyez, Ovide, lui aussi, a complétement oublié le chien en formulant, d'une manière aussi imparfaite, une vérité cruelle. N'eût-il pas été plus équitable de rendre hommage à celui qui fut, de son temps comme il est de nos jours, l'ami fidèle du pauvre aussi bien que du riche, en disant :

Dans le malheur, il te restera ton chien !

La seconde moitié de notre siècle —entre autres avantages — aura, sur l'époque à laquelle vivait le poète latin, celui d'avoir pensé mieux du chien et d'avoir fait beaucoup pour lui, car, de la première Exposition canine qui fut organisée, en France, date vraiment le courant d'idées qui l'a remis en lumière et à son véritable plan.

Cette innovation fut due — il faut rendre à César ce qui appartient à César — à l'initiative d'un amateur aussi intelligent que plein d'entreprises, M. Hervé du Lorin qui, en 1861, au mois de mai, à Boulogne-sur-Mer, tint les premières assises de ce genre de concours, auquel furent appelées à prendre part toutes les races canines dont l'usage est le plus répandu sur notre continent.

Ce ne fut qu'en 1863 que la science officielle, personnifiée dans les honorables Membres de la Société Impériale d'Acclimatation et de la Société du Jardin Zoologique d'Acclimatation, s'empara de l'idée et la poursuivit en organisant l'*Exposition Universelle des Races Canines*, qui eut lieu dans l'enceinte même du Jardin du Bois de Boulogne.

Ce fut un succès plein d'espérance pour l'avenir de nos races.

En parcourant les travées de l'Exposition, en voyant défiler, sous ses yeux cette foule de chiens de physionomie, de poils, de couleurs, de formes si variées, quel visiteur n'eût pensé qu'au chien était enfin restitué le rang auquel il a véritablement droit parmi nos serviteurs, c'est-à-dire le premier :

Telle devait-être, en effet, la portée de l'œuvre ; car, en mettant, devant tous, les types des chiens les plus utilisés, en les

classant pour les faire plus aisément reconnaître entre eux, enfin, en signalant, à
l'attention de chacun, les meilleurs spécimens, c'était vulgariser les connaissances
et provoquer entre tous ces amateurs, qui
sans l'attrait de ce concours ne se seraient
peut-être jamais rencontrés de leur vie, et
l'échange de leurs propres idées sur la
question et forcément la multiplicité des
transactions.

Pourquoi les espérances qu'une telle im-
pulsion donna ne furent-elles point réa-
lisées ? Les errements suivis avec tant de
succès pour l'*Amélioration des Races de
chevaux en France*, par une Société devenue célèbre, le *Jockey-Club*, est la meilleure des réponses.

Il fallait faire pour le chien ce qu'un
groupe d'amateurs éclairés entreprit réso-
lument pour « la plus noble conquête que
l'homme ait jamais faite » selon le dire magnifique de M. de Buffon.

La création d'une Société analogue à
celle que je viens de citer comme un des
plus généreux exemples à suivre, en d'autres termes, la formation d'un *Dog's Club*
ou d'une *Société d'encouragement pour l'a-
mélioration des Races de Chiens en France*,

était, en 1863, le seul moyen de mener à bien l'avenir de nos races, et des hommes spécialement posés auraient pu perndre en mains et maintenir la direction à suivre.

Et jamais plus belle occasion fût-elle offerte à l'initiative privée, de se manifester dans toute sa puissance, lors de la réunion des exposants et des amateurs, venus en curieux de tous les points de la France, pour ce *meeting* solennel des races canines ?

D'abord, il était bien permis de penser que les honorables organisateurs n'étaient pas hommes à ignorer qu'ils allaient forcément intéresser un immense public — les propriétaires de chiens de toutes catégories qui se chiffrent par millions, rien qu'en France — et ensuite, était-il croyable que le groupe de personnalités très-marquantes, dans la science comme dans la chasse, qui se mettait en tête de l'entreprise et en appuyait l'heureux accomplissement, éparpillerait ses forces avec autant de facilité qu'il les avait assemblées ! Non !

Cependant, c'est ce qui eut lieu !

Encore une fois, on oublia que, pour faire réussir une idée, dans notre pays — que cette idée lui soit ou non profitable — il faut qu'une main, reconnue de haute valeur, frappe fort, souvent et longtemps à la même place.

C'est ce qui nous reste à faire dès aujourd'hui si nous ne voulons pas voir, à jamais compromis, tout le fruit de l'œuvre à laquelle dévouèrent et l'autorité de leur nom et leur généreux concours, les Drouhin de Luys, les Quatrefages de Bréau, les Rutz de Lavison, les Le Couteulx, les de Carayon-La-Tour, les de L'Aigle, les de Greffulhe, etc., et tant d'autres illustrations de la zoologie et de la chasse.

Il ne faut point s'y tromper plus longtemps.

L'importation d'étalons et de lices d'élite, la production de chiens de tête, l'élève judicieusement pratiquée et aidée des soins les mieux entendus, ne sont que les éléments premiers mais inféconds de l'amélioration des races, s'il leur manque la consécration de l'offre et de la demande, de la vente et de l'achat.

Il n'y a pas à sortir de là !

Le premier bienfait de la formation d'une Société, composée d'hommes d'une notoriété bien établie et capables de diriger sûrement l'amélioration des races, serait donc, tout d'abord, de régulariser l'existence des

Expositions jusqu'à ce jour restée plus ou moins problématique !

Car, indépendamment de la satisfaction très naturelle qu'éprouve tout propriétaire d'un chien remarquable, soit par la beauté de sa race, soit par certaines qualités dominantes, il est absolument indispensable — si nous voulons relever promptement et perfectionner nos races — que ce même propriétaire comprenne bien que son chien est une sorte de valeur au porteur, réalisable, au besoin, en espèces sonnantes, et, qu'à ce titre, en dehors de toutes considérations d'habitude, d'affection, il mérite, de sa part, la plus réelle considération. A la vérité, plaisir et bons services sont le seul intérêt de cette valeur ; mais elle a cela de particulier qu'elle subit non seulement le cours fortuit que lui peut imposer la fantaisie du jour, mais encore elle est tenue en hausse ou en baisse par son détenteur lui-même, selon les soins plus ou moins intelligents et continus qu'il lui donne.

Or, l'amateur de chiens, le chasseur, n'en seront bien convaincus que par la création multipliée de marchés qui donneront à l'éleveur — en surplus des transactions qui peuvent se présenter d'un moment à l'autre —

l'occasion fréquente de produire au grand
jour ses valeurs, d'opérer sur elles soit par
vente soit par troc, tout en lui offrant —
au moyen de récompenses qui en valent la
peine — honneur et profit, juste indemnité
de ses frais de producteur et d'exposant.

En dehors de cette voie — je l'affirme
hautement — point de prospérité sérieuse,
durable, pour nos races.

La production de beaux et bons chiens
— à plus forte raison, celle des chiens de
tête — ne peut être assurée que par le
grand développement de l'élevage, et, il faut
l'avoir longuement pratiqué pour être bien
convaincu de cette vérité absolue.

Qu'on le sache bien, sur sept jeunes chiens
de la même portée, d'un sang parfaitement
suivi, nul connaisseur — si fin qu'il soit —
ne peut affirmer quels seront parmi eux, à
un an fait, les mieux réussis. En naissant,
ceux-ci seront plus forts que ceux-là ; une
fois sevrés et participant aux mêmes soins,
les uns prendront un développement régulier, les autres s'arrêteront quelque temps
avant de suivre leur croissance normale ;
mêmes différences après qu'ils auront fait
leur gueule ; si bien, qu'il en résulte la nécessité, pour produire de vrais chiens, de

ne pas élever seulement deux chiots d'une portée, mais tous ceux qui, dès leur naissance, présentent homogénéité de caractères, de couleurs, de force, de vitalité, etc., et partant d'en courir les chances. Eh bien ! c'est là ce que font nos maîtres d'équipage qui n'hésitent pas devant les frais de l'élevage, certains qu'ils sont d'y trouver une juste compensation dans la vente des élèves qui ne les satisfont pas complètement ou qu'ils jugent ne pas être propices à l'entretien de la race qu'ils ont dans leurs chenils. Mais les amateurs, les chasseurs, eux, n'ont pas des débouchés aussi assurés, et ils se comptent par centaines de mille, tandis que nos veneurs sont à peine quelques centaines de maîtres de meute ! Pour encourager la masse à produire et à produire bien, il faut donc nécessairement lui créer des occasions nombreuses d'écouler aussi ceux de ses élèves qu'elle désire mettre en vente.

Ces débouchés réguliers, qui donnent confiance à l'éleveur, ne peuvent être autres que des concours périodiques, sous toutes les formes, *Expositions*, *Epreuves pour meutes*, pour *chiens d'arrêt*, pour *chiens de berger*, d'*écurie*, de *garde*, etc.

Il est indiqué que non seulement de

grandes Expositions, chaque année, auraient lieu à Paris et qu'il leur serait donné une certaine solennité, mais encore, ce genre de concours prendrait rang parmi ceux qui sont dits *régionaux* et faits à certaines époques par l'initiative de l'Etat.

A ce propos, n'est-il pas singulier de constater que, dans ces concours qui, chaque année, se tiennent par toute l'étendue du territoire, dans les principales villes de nos départements et qui sont les grandes fêtes de la province, le chien est le seul de nos animaux domestiques qui, jusqu'ici, n'ait point eu sa place marquée et les encouragements réservés à sa production si utile ?

Mais, dira-t-on, ce sont des concours purement institués en vue des progrès de l'agriculture. Eh bien, raison de plus ! Est-ce que le chien n'a pas été, de tous temps, l'indispensable auxiliaire de l'agriculteur ? Tour à tour chien de berger, de toucheur de bœufs et gardiens des habitations, n'est-il pas le serviteur obligé dont ne peut se passer toute exploitation agricole ? Et, comme chien de chasse, ses services ne sont pas moins signalés ! N'est-ce pas à lui que le cultivateur doit de voir épargnés — du sanglier, ses récoltes sur pied — du loup, ses troupeaux — du renard, ses volailles — et voire du lapin ses jeunes blés ! Devant cet oubli regrettable du chien, il y a œuvre de justice à faire et puisse ma voix être entendue de qui de droit !

Le roulement des Expositions de Paris combiné avec celui des Concours régionaux dans nos départements, assurerait donc aux éleveurs des débouchés dont ils sont privés aujourd'hui, ce qui fait qu'ils n'osent rien entreprendre et que, de tous côtés, la demande afflue sans pouvoir trouver satisfaction. Car, encore une fois, si les Expositions de 1863, 1865, 1867, 1873 et 1878 ont déjà rendu de grands services, en faisant mieux apprécier nos races, en indiquant les chenils de leurs propriétaires, comme autant de sources auxquelles il faut puiser, elles ont aussi concouru à répandre les connaissances, parmi nos amateurs, et leur ont facilité ces relations qui, à un moment donné, sont des plus utiles pour savoir où se procurer les chiens dont les services sont recherchés.

De plus, ces Expositions de Paris seraient, en quelque sorte, la consécration des succès que, dans les Concours Régionaux, les lauréats, les *champions* de telle ou telle race, auraient remportés ; et, après avoir ajouté, par leur présence, à l'éclat de ces fêtes départementales qui seraient plus suivies des chasseurs, elles feraient des *Expositions de Paris* ce qu'elles doivent être en réalité : une réunion de sujets de choix, un grand marché vers lequel seraient fatalement attirés tous les amateurs de France et de l'étranger.

Je ne crains pas d'affirmer que la création de ces Concours Régionaux répond à un véritable besoin des éleveurs ; et, ce qui le prouve, ce sont les Expositions Canines qui ont eu lieu en Poitou, dans le Midi et en Vendée, Expositions qui, toutes, ont eu un légitime succès, et, d'autant plus assuré que la facilité était grande, pour les amateurs, de s'y rendre à peu de frais, sans compter que la certitude leur était donnée de voir les sujets examinés et récompensés par des jurés reconnus de tous pour bons connaisseurs.

Enfin, pour bien faire ressortir toute leur importance à mes yeux, je dirai que, de ces Concours dans les départements, dépend, à mon avis — plus encore que des Expositions de Paris — la vulgarisation des moyens propres à assurer le progrès dans l'élevage. En tout cas, ce ne serait pas leur moindre mérite que de prémunir contre certaines de ces surprises regrettables dont nous avons été tous témoins, mais qui sont, pour ainsi dire, forcées, lorsqu'un Jury ne peut avoir, pour apprécier un chien, les renseignements qui lui seraient si indispensables. En province, à six lieues à la ronde, les bons et beaux chiens sont aussi connus que leurs propriétaires, tandis que des animaux envoyés à Paris, inconnus, souvent même sans leurs maîtres, font la tâche du Jury bien délicate à remplir, privé qu'il est d'opinions du crû qui pourraient l'aider à former, en toute vérité, son verdict. Partant, les qualités physiques, seules, peuvent être sévèrement appréciées, et, il en est résulté — on le sait — des erreurs préjudiciables même au succès des Expositions futures.

Il est évident que le véritable progrès, que l'on peut attendre de tout concours, réside dans le jugement auquel sont soumis les sujets pour être plus sûrement reconnus dignes ou indiquer des récompenses — jugement qui doit comprendre aussi bien les qualités physiques que les qualités morales; mais, dans la pratique des Expositions, c'est là un idéal, pour ainsi dire, impossible à réaliser, à moins d'avoir, à point nommé, des renseignements particuliers touchant les qualités du chien examiné, ce qui est fort rare. De ce côté, les Expositions doivent avoir leur indispensable complément, c'est-à-dire les Epreuves appropriées au déploiement des qualités dont chaque race est particulièrement douée.

Il n'est pas moins important, pour assurer le succès de ces Expositions et Concours, de faire très large part aux Récompenses et d'entrer franchement dans une toute autre voie que celle suivie par les Expositions de 1863, 1865, 1867 et 1873, en adoptant définitivement le système de prix appliqué par le Jury des Récompenses de l'Exposition Universelle Internationale de 1878, nous voulons dire les récompenses décernées aux propriétaires des lauréats en valeur monétaire.

Au temps où nous vivons, il faut carrément mettre sous les pieds toute vaine gloire. A mon avis, les médailles d'or, de vermeil, ont une valeur par trop peu positive, quant à celles d'argent ou de bronze, c'est de l'attrape. Est-ce la crainte de froisser certains amours-propres d'une délicatesse si sincère qu'ils refuseraient la modeste somme de 5o francs mais réclameraient bien vite celle de 5oo francs, qui a décidé du choix de ce mode de Récompenses ? Ou bien, est-ce le fait d'une entente purement économique dans leur création même ? En tous cas, c'est plus qu'un leurre !

Quant à moi, je juge bien préférable la valeur *espèces* d'un prix qui chiffre pratiquement la récompense et qui la fait très complète si, au mandat de la somme est joint un diplôme qui devient à la fois et certificat de mérite et souvenir d'un succès. Ainsi, seraient satisfaits l'intérêt et l'honneur, deux sentiments qui, en cette occasion, peuvent marcher de pair à égal. Du reste, le système que je préconise n'est autre que celui adopté, avec raison depuis longtemps, par les Comités des différentes Expositions Anglaises. Seuls, les Grands Prix, Prix d'Honneur, Prix Particuliers, doivent revêtir la forme d'œuvres d'art distinguées et par leur valeur intrinsèque et leur signature.

C'est, forts de cet exemple suivi en Belgique, en Allemagne, que les membres du Comité de la Société pour l'Amélioration des Races de Chiens en France ont adopté,

sur ma proposition, cette innovation qui,
aux Expositions Canines de 1882 et 1883, a
été, d'ailleurs, parfaitement acceptée par la
généralité des amateurs. Certes, comme il
est impossible que, dans une occasion quelconque, tout le monde soit du même avis,
quelques propriétaires — surtout ceux qui
ont obtenu des prix d'une modeste valeur —
ont bien témoigné qu'ils auraient préféré
des *médailles* au lieu d'*argent*, et, cette satisfaction est si facile à leur donner, en faisant frapper, d'après un module adopté,
une pièce soit d'argent, soit de bronze, de
l'exacte valeur du prix obtenu, que la cour-
toisie le commande.

Mais, il est un autre point également
intéressant à considérer dans les récompenses; c'est, par leur distribution plus ou
moins affectée à telle ou telle race, d'indiquer à l'éleveur la voie à suivre, le type
qu'il doit préférer, celui qui, par l'ensemble
des qualités, lui offre tout intérêt à produire. Et, parmi nos races de chiens de
garde des troupeaux, des habitations, celles
de nos chiens d'appartement, de même que,
parmi celles de nos chiens de chasse, il est
certainement besoin de faire œuvre de sélection, en un mot d'encourager plus parti-

culièrement certaines races reconnues meilleures que d'autres comme sang, énergie,
santé et aptitudes.

Aussi, je ne saurais oublier de consigner
ici une remarque que j'ai souvent entendu
faire par bon nombre de visiteurs des Expositions passées : « Après tout — disaient-ils
— ce n'est là qu'un Concours de chiens de
chasse ! » Et, en effet, en 1863, 1865, 1867,
1873 et 1878, le nombre des chiens, affecté
à la chasse à courre et à la chasse à tir, a
été de beaucoup supérieur à celui des
chiens appartenant aux autres catégories.
Mais à cela, rien qui soit anormal ; et,
même, c'est en vain que l'on arguerait de la
saison à laquelle les Expositions ont eu lieu
pour expliquer le petit nombre de chiens
de berger qui y ont pris part. On aura beau
dire que la pousse des herbes explique
l'absence de ces chiens, si rudes, si intelligents, si fidèles, mais, à mes yeux, elle est
bien mieux justifiée par la nature même des
récompenses offertes, récompenses par trop
honorifiques et pas assez sonnantes dans
la poche de nos fermiers et de nos bouviers.
En tout cas, c'est là un fait regrettable, en
raison même de l'importance des services
rendus par ces serviteurs si dévoués.

Maintenant, la chasse étant — comme chacun le sait — la *dominante* de l'espèce, cela seul suffit pour démontrer l'affluence considérable des chiens consacrés à cet exercice. Et les propriétaires de chiens de garde, soit pour habitation, soit pour troupeaux, n'ont pas, sur ce point, à s'en montrer jaloux, car plus d'un serait peut-être fort surpris, si je lui affirmais que, même chez ces énormes chiens des Pyrénées, le goût de la chasse est si facile à réveiller que j'ai dû réformer de ces chiens, utilisés pour le service de nuit de gardes forestiers, parce qu'ils ne s'occupaient plus que de voie de lièvre, de chevreuil, de biches, etc., bien plus, en liberté, ils chassaient à pleine gorge. Cette vérité trouve sa confirmation plus entière encore chez notre chien de berger qui, pour peu qu'on le laisse faire, devient un chien braconnier de premier ordre, et partant, des plus destructeurs. Mais, il n'est personne qui n'ait été à même de s'en convaicre *de visu !*

Quant à nos chiens exclusivement consacrés à la chasse, malgré leur nombre, il est incontestable qu'ils portent des signes manifestes de dégénération, et, bien plus nos races de chiens d'arrêt et de chiens courants à tir que celles de chiens d'ordre ou de chasse à courre.

Tout d'abord, en est justement responsable, *la battue*, et non la pénurie de notre gibier ; car, s'il était partout en abondance, cette chasse-omnibus et sans chasseurs n'en fleurirait pas moins. Que cette manière de détruire du gibier sans chasser ait été la ficelle dont on s'est servi avec succès, non seulement pour créer toutes ces *sociétés de chasse* qui exploitent en *coupes sombres*, plaines et bois à vingt lieues à la ronde autour de la capitale, mais encore pour en faire jouer tous les rouages, cela se comprend. C'est une perversité de goût dont ne sont nullement responsables tous ceux qui s'y sont laissés prendre, et, dont bon nombre aimeraient bien mieux chasser réellement que de se livrer à cette palinodie sans saveur, sans intelligence et qui vaut moins que le tir aux pigeons. Mais que la battue tende de plus en plus à se développer chez nos plus riches propriétaires, voilà qui me passe ! Et pourtant, est-ce là vraiment luxe de grand seigneur ! ah ! le riche propriétaire qui, ayant convié six ou huit de ses amis à chasser sur ses réserves, ferait suivre chacun d'eux par un garde, menant un magnifique et excellent chien, pour que ses invités, tout en tuant du gibier, aient les yeux ravis et l'esprit charmé, celui-là serait d'allures vraiment princières, de goûts raffinés et, de plus, un véritable chasseur ! Mais se promener d'allée en allée, s'embusquer de buisson en buisson, piétiner sur place, tuer peu et blesser beaucoup, est-ce cela qui se puisse appeler de la chasse ? Non ! Et c'est se priver bénévolement des plus nobles jouissances, des plus véritables émotions du *guai mestier* de la chasse !

En supprimant ainsi le rôle du chien d'arrêt, en amoindrissant son importance, la battue a donc été pour beaucoup dans l'abaissement de nos races de chiens d'arrêt et de chiens courants à tir, comme dans la disparition du gibier, car elle fait braconniers demain les rabatteurs qu'elle a employés aujourd'hui !

Ensuite, à la différence bien tranchée qui existe, entre chasser pour prendre ou forcer un animal ou même le tirer devant un certain nombre de chiens courants et chasser seulement pour tuer du gibier, il faut reconnaître également une grande influence sur la valeur de nos chiens de chasse à courre et à tir. Le premier mode de chasser, en effet, est si fécond en difficultés de toute sorte qu'il ne peut comporter, sous peine d'insuccès, les médiocrités dont le second peut se contenter à la rigueur. Delà, naturellement, de bien plus grands soins dans le choix des reproducteurs, chez le veneur que chez le chasseur au fusil. Pour l'un, la beauté des individus est, pour ainsi dire, toujours accompagnée de l'excellence des qualités, tandis que, pour l'autre, trop souvent, peu importe que le chien soit beau pourvu qu'il soit bon.

Et c'est là une de ces hérésies, hélas trop commune et qui a porté un coup fatal à nos races de chiens courants à tir et de chiens d'arrêt !

Il est vraiment curieux d'entendre tenir encore, de nos jours, ce déplorable raisonnement, à savoir qu'un beau chien n'est pas souvent meilleur qu'un laid !

A la suite d'un de ces croisements hétéroclytes auxquels a présidé le *Dieu Hasard* ou bien auquel s'est livré le propriétaire d'une chienne d'arrêt ou d'une bassette déjà fort ordinaire, qu'il naisse d'affreux hourets, rien de plus naturel ; que le seul survivant de cette lignée, dont il a été donné aux écrevisses de s'engraisser, se trouve bon chasseur, à cela rien encore de très extraordinaire ! mais, où cela devient éminemment comique, c'est d'ouïr ledit propriétaire vous confiant avec la sincérité d'une révélation : « Eh bien ! cher Monsieur, voilà qui passe tout. Mon chien qui n'avait pas son pareil, a fait, avec la chienne de M. X..., huit petits, et, pas un seul n'a valu un coup de fusil ! allez donc élever des chiens pour en arriver là ! Vous voyez que le plus malin y est attrapé ! »

Eh bien, on en est encore là, en France, et je n'ai pas entendu une fois, mais dix fois, vingt fois, tenir pareil langage, et, cependant, par de bons chasseurs ! Voilà tout leur bagage pour entretenir et perfectionner les races ! Après cela, étonnez-vous donc, si, dans beaucoup de réunions de chasse, vous n'avez, sous les yeux, que des chiens de tous modèles, de tous poils, de toutes variétés indéfinissables et indéfinies.

Oui, « *un bon chien, quel qu'il soit, doit forcément produire de bons chiens !* » tel est l'axiome le plus répandu.

Il faut combattre énergiquement, chaque fois que l'occasion s'en présente, des erreurs d'une telle énormité !

Plus encore que tout autre chien employé à la chasse, le chien d'arrêt a besoin d'avoir, derrière lui, une longue lignée d'ascendants remarquables aussi bien mâles que femelles; c'est la seule garantie que son dressage sera facile et qu'il répétera leurs meilleures qualités. Mais, une fois pour toutes, qu'il soit considéré, à l'égal d'un principe absolu, immuable, que les qualités physiques tout comme les qualités morales, ne peuvent être régulièrement transmises qu'autant que ces mêmes qualités ont été bien fixées ou appartiennent, depuis nombre d'années, à tel ou tel des reproducteurs employés, c'est l'A B C du métier !

De l'avilissement des qualités physiques à l'abaissement des qualités morales, la distance à franchir est si courte que cela a été tôt fait. Par contre, la baisse en valeur en a été la rigoureuse conséquence Aussi, de nos jours, quand un éleveur demande d'un chien de race, garanti bon, âgé de quinze mois, la somme de 250 ou 300 francs, ce sont là prix exagérés, prétentions insensées, pour la généralité des amateurs. Ont-ils raison ou tort ?

Ils ont raison, puisqu'il est de notoriété qu'ils sont en petit nombre nos chasseurs ou nos éleveurs qui ont tenu scrupuleusement le *pedigree* ou l'origine de leurs chiens, de sorte qu'ils peuvent en justifier à l'occasion.

Dès lors, l'acheteur, fort de cette vérité *bon chien chasse de race*, agit judicieusement en ne voulant pas débourser pareille somme pour un jeune chien dont les services à attendre ne lui sont point suffisamment garantis par la succession de ses ascendants.

Mais, ils ont tort, si, à ce même amateur, est offert un chien de sang bien connu, bien suivi, jeune, en bonne santé et pouvant entrer de suite en service. Le bien payer est, sous tous rapports, une bonne affaire.

Que diraient donc nos amateurs des prix que les éleveurs anglais demandent de leurs chiens ?

Je sais qu'il est ordinaire, en pareil cas, de produire le raisonnement suivant qui est parfaitement faux.

Mais, la chasse à tir, dit-on, n'est ouverte que pendant cinq mois seulement, et, en vérité, un chien d'arrêt ne sert réellement que durant *la primeur*, c'est-à-dire pendant deux mois ; or, mettre pareil prix à l'achat d'un chien, payer l'impôt, la nourriture, en un mot, l'entretien, c'est, somme toute, lourde charge pour peu de services rendus, sans compter les chances de mort ou d'accident.

Erreur ! grosse erreur !

D'abord, il n'en coûte pas plus d'entretenir un chien de race, un excellent chien, qu'un chien sans valeur de sang et médiocre de qualités. L'un n'a pas plus de chances de mort ou d'accidents que l'autre. Ensuite quand bien même vous n'utiliseriez votre chien d'arrêt que deux mois par an, ce qui est votre affaire, il devient du plus puissant intérêt d'avoir en chasse, devant soi, un vrai bon chien, qui vous rend de réels services plutôt qu'un chien dont on ne peut tirer tout le parti possible, et qui, par ses sottises continuelles, vous fait manquer ou perdre bien des pièces. Enfin, en dehors de l'honneur et du plaisir que le premier donne et fait à son maitre, il représente une valeur, tandis que l'autre ne représente rien. Même à qualités égales, le beau chien vaut dix fois le prix d'un vilain chien, sans caractères, sans type. Ce serait le monde renversé s'il en était autrement !

D'après ce que je viens de dire, il est facile à chacun de s'expliquer non pas seulement l'abâtardissement de nos races de chiens d'arrêt, mais la faveur, chaque jour croissante, des chiens d'importation et notamment des chiens anglais, *setters*, *pointers*, *cockers*, etc. Ils répondent à un besoin !

Avec un sentiment en quelque sorte inné, avec un goût constant pour les beaux et bons types de tous les animaux domestiques, avec une science profonde et très-répandue de l'entretien des races, nos voisins d'Outre-Manche ont accompli de véritables merveilles, et, de plus, ils ont placé leur pays au premier rang comme production de chevaux, de chiens, de moutons, etc., etc., c'est d'un tel exemple que je voudrais voir, en France, s'inspirer nos chasseurs, nos éleveurs, nos amateurs, nos fermiers. En Angleterre, on ne *paye* pas seulement ce que vaut le beau et bon cheval, le beau et bon chien, mais on *sait* le payer parce que les connaissances qui doivent guider l'amateur, dans son choix, sont, pour ainsi dire, passées dans le sang et font partie d'une éducation complète.

Sous ce rapport, il reste pour nous de grands progrès à accomplir. Et point de meilleures occasions de s'instruire, d'ap-

prendre à bien juger, que les expositions
et les épreuves qui offrent la facilité, les
unes, l'animal au repos, les autres, l'animal en action, de comparer, entre eux, un
grand nombre de sujets. C'est en les suivant, avec tout l'intérêt qu'elles méritent,
qu'on se forme des éléments personnels
d'appréciation si utiles pour décider de
l'achat ou de la vente.

Malheureusement, en France, on voudrait toujours payer un animal de haute
valeur le prix que vaut celui qui est médiocre ; et, il faut bien l'avouer, par combien d'amateurs, l'un et l'autre, sont-ils mis
au même rang !

Or, dans de telles données, l'élevage des
chiens n'est pas chose qui doive beaucoup
tenter ceux qui seraient le plus désireux de
s'y livrer. Pour rénumérer des lourds sacri-
fices que l'éleveur s'est imposé afin de
monter un chenil de nombreux reproducteurs d'élite, pour couvrir les frais de son
entreprise, pour compenser les pertes inévitables auxquelles, tous les jours, il est
exposé, n'est-ce pas de toute justice — sans
compter qu'il est d'une ordinaire vérité
commerciale — de payer son vrai prix et
la beauté et la qualité ? Mais, cet éleveur.

par son œuvre, fait acte de patriotisme ! Il
concourt, pour sa part, à remettre en valeur nos races jadis si estimées, à retrouver,
pour son pays, un des filons perdus de sa
richesse. Capital, intelligence, soins, tout
cela ne vaut-il donc plus intérêt et protec-
tion ? Je ne crains donc pas de dire à nos
amateurs, à nos chasseurs : « payez, sachez
payer les bons et beaux chiens ce qu'ils valent partout et on vous en fera ! Surtout,
ne répétez pas trop haut *qu'on ne trouve
plus de beaux chiens dans notre pays* ; d'a-
bord, parce que ce serait un reproche qui
retournerait de droit à son auteur ; ensuite,
parce qu'en France, à l'heure où j'écris ces
lignes, il est de magnifiques et d'excellents
chiens courants et d'arrêt dans nos départements, chiens inconnus, en dehors qu'ils
sont du cercle de nos relations ordinaires,
perdus, en quelque sorte, dans un coin de
province, ignorés même *de leurs propriétaires* qui ne se doutent pas de la valeur
qu'ils ont en main ! Les Concours Régionaux démontreront victorieusement ce que
j'avance.

Et vous, chasseurs éleveurs, n'oubliez
jamais *qu'il n'est que chiens de race* ; et,
partant de ce principe, apportez le plus

sévère jugement touchant l'origine, la combinaison des qualités physiques et morales des individus jugés, par vous, dignes d'être des reproducteurs. Donnez à vos jeunes chiens taille, force, santé, au moyen d'un logement sain, d'une nourriture substantielle ; énergie sagacité et souplesse, par le travail justement mesuré et habilement dirigé ; enfin, par-dessus tout, tenez, avec un soin jaloux, le *livre* de votre chenil, ce *dog's book*, seul moyen de suivre la descendance d'une race, d'en établir la véritable valeur, en offrant à l'amateur bonnes et valables preuves d'un sang de haute origine.

Et alors, en France, dans cette contrée vraiment bénie du ciel, où toute production peut-être faite sans rivale, nous verrons nos races de chiens, sous l'influence d'une judicieuse sélection et d'un élevage raisonné, reprendre le rang qu'elles ont perdu et redevenir ce qu'elles doivent être, honneur et richesse du pays !

Enfin, souvenons-nous sans cesse que le chien, de tous les animaux qui sont nos serviteurs habituels, est celui qui a le plus de droits à notre estime, à notre intérêt et à nos égards ; car il est le plus parfait comme souplessse d'intelligence, comme

fidélité, comme bonne volonté ; et, de plus,
c'est incontestablement le meilleur des
amis, tant par son dévouement sans bornes
que par son oubli si facile des injures et
son pardon inaltérable des violences même
les plus imméritées !

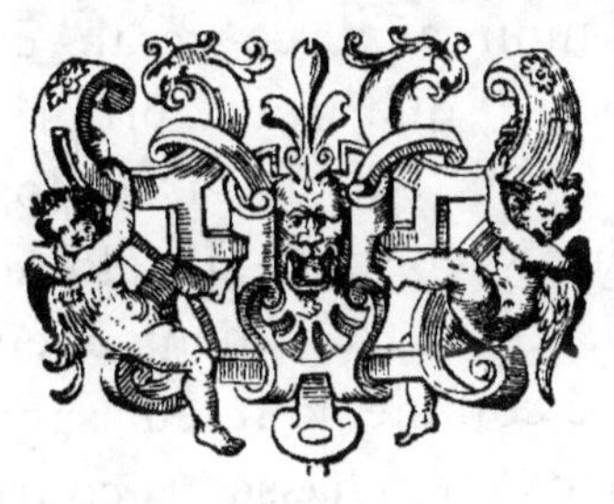

CHAPITRE II

DU LOGEMENT

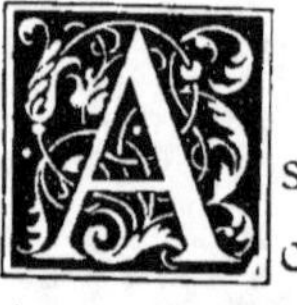mon avis, ce serait chose fort sage que tout propriétaire de chiens eût à sa disposition — dans le but d'y confiner à volonté son ou ses chiens, — un logement agencé pour leur sécurité comme pour leur santé...

Que chiens de chasse à courre et de chasse à tir soient mis au chenil, cela va de soi. Ils sont, en général, animaux de prix, et très enclins à prendre, à la première occasion, de la poudre d'escampette. Mais la même mesure de précaution et d'hygiène, pour tous chiens d'autres catégories, serait également avantageuse, du moment qu'aucun service n'est réclamé d'eux. Bien plus, elle est un moyen de dressage pour les chiens de garde ou de défense, chiens qu'une seule personne — toujours la même

— doit nourrir, nettoyer, détacher et remettre à la chaîne, si l'on veut en faire de sûrs et incorruptibles cerbères.

Laisser errer les chiens partout, soit par la ville, soit par la campagne, les met en danger d'être pillés, sans qu'on n'en ait connaissance, par un de leurs congénères atteint de la rage ; ensuite, ils sont sans cesse exposés à de nombreux accidents, tels que jambes fracturées, yeux crevés, oreilles déchirées, coups violents déterminant des abcès souvent mortels, etc, sans compter qu'ils peuvent être volés par ces nomades et insupportables commerçants bibelotiers, qui surtout, depuis la campagne de 1870, circulent à foison dans nos villes et par nos villages, sans que l'on puisse savoir jamais d'où ils viennent et où ils vont.

Entre autres inclinations de sa nature, le chien adore flâner et se chauffer. La chaleur du feu — à moins qu'ils ne soit mouillé, crotté, fatigué — ne lui vaut pas grand-chose. Elle le rend lourd de sang, moins vif d'action et moins rustique. Mais la flânerie est, chez lui, un grave défaut, parce qu'elle a pour effets ordinaires de développer le goût de l'indépendance qui mène droit à l'insoumission.

3

Tout propriétaire de chiens qui les laisse errer à leur gré encourt donc une responsabilité, et, s'il est chasseur, il commet une négligence coupable, qui l'expose d'abord à de nombreux déboires, en ce sens qu'il est tenu de répondre de tous délits commis par eux; ensuite à voir ses chiens perdre leurs meilleures qualités, par suite de la déplorable habitude, qu'ils ont si volontiers prise, de chasser seuls ou chasser pour eux. Enfin, je n'hésite pas à imputer, à cette insouciance ordinaire et si blâmable, l'abâtardissement de nos races; car, mâles et femelles, de toutes tailles, de tous poils, de tous sangs, sont mis à même de se reproduire aussi librements et aussi scandaleusement que les chiens des bazars de Constantinople.

Le chien, en devenant un contribuable de l'Etat, a, sans nul doute, rehaussé d'autant sa positon sociale; mais, je déclare que, si j'étais chien d'ordre ou pointer, ou le fortuné Toy d'une jolie femme, j'aboierais à la tyrannie, au despotisme, à gueule que veux-tu, de voir que, par ces temps où l'égalité et autres vertus sont prêchées sur tous nos monuments publics, l'énorme Terre-neuve et le non moins velu chien de berger payent un impôt dérisoire — un franc par tête et par an ! — impôt qui nuit beaucoup à la considération générale dont est si digne toute l'espèce.

Car, si je ne veux pas m'arrêter à cet engin de tortures, nommé la muselière, et dont l'inhumain et malencontreux inventeur eût bien mérité qu'on en fit le premier essai sur sa personne, la taxe des chiens — mesure éminemment sage et bienfaitrice — est devenue un mal véritable, bien plus, un danger pour nos campagnes, fixée arbitrairement qu'elle est à une somme de neuf fois inférieure à celle perçue pour tous chiens à qui ne sont confiées ni la garde des maisons, ni la défense et la conduite des troupeaux.

De ce que cette catégorie de chiens a été si injustement dégrevée, il en est résulté la plus complète négligence des propriétaires et une dégénération très regrettable de nos plus excellents types de chiens de garde et de chiens de berger. Généralement, ils ne ne sont, en effet, les malheureux, ni logés ni soignés. Quant à leur nourriture, ils vivent, la plupart du temps, de ce qu'ils trouvent, c'est-à-dire des détritus de toute sorte. Libres de nuit et de jour — abandonnés pour mieux dire — ils pullulent à l'envi. Sous l'influence d'une telle hygiène, leurs instincts redeviennent sauvages, et, partant, bon nombre d'entre eux sont des braconniers de profession : non-seulement ils sont ainsi exposés, tous les jours, à être roulés par le premier chien enragé qui passe d'aventure dans le pays, mais, ils courent en furieux sur tout ce qui leur est étranger, attaquant piétons, chevaux, voitures, etc. et causant souvent les plus graves accidents.

Ce serait donc un bienfait — et pour gens et pour chiens — en premier lieu, que la taxe fût uniforme, par tout le territoire, pour tous individus de l'espèce, et, en second lieu, que tout maire de ville ou de commune prît un arrêté qui obligerait les propriétaires de chiens à les loger. Je pourrais citer le nom du maire d'une localité qui n'a pas hésité, pour la sécurité de ses administrés, à donner l'ordre de tuer impitoyablement tout chien trouvé — de nuit — en liberté. Cette mesure, à la vérité, passa pour draconienne, mais elle avait l'excuse d'être à la hauteur de l'insouciance de ses concitoyens et de circonstances graves, toujours la rage !

Moi, je demande moins : Pour que tout

chien consacré à la garde des bestiaux,
des moutons, des habitations, fasse un
bon service, il n'est point nécessaire qu'il
jouisse de toute la rapidité de ses allures.
Je formule donc le vœu que tout propriétaire soit tenu de munir les chiens,
de cette catégorie, qu'il laisse en liberté,
d'un collier portant ses noms et adresse
et auquel serait fixé, au moyen de deux
anneaux, un bâtonnet de soixante centimètres de longueur, ce qui empêcherait
sûrement l'animal de jouer des jambes et
des dents à volonté, et, surtout, ce qui
le mettrait dans l'impossibilité de fuir loin
de la maison de son maitre au cas où il deviendrait enragé. N'est-il pas, en effet,
bien digne de la préoccupation de nos ad-
ministrateurs, ce fait qu'un chien, jouissant
de toute liberté et devenu hydrophobe,
peut, en vingt-quatre heures, causer d'ef-
froyables catastrophes à dix lieues à la
ronde !

Du reste, il est un excellent moyen de
combattre la négligence et l'inhumanité dont
souffre le chien avant de devenir la victime
du fléau. Ce serait que le maître de celui
qui aurait infecté ses congénères, et décidé,
de ce fait, leur abatage, fût comdanné à in-

demniser tous les propriétaires de la perte subie par sa faute.

Comment! un chien bien et dûment enragé a parcouru, pendant cinq jours, les communes de *Donzy*, *Ciez*, *Entrains Perray* (Nièvre), et, de son fait, *soixante-quatorze chiens* ont reçu la mort sans qu'on sût d'où il venait et à qui il appartenait!!!

Il y a là, œuvre de justice à faire.

On voit donc la grande importance du logement pour les chiens et leur entretien.

Il est très regrettable que bien des chenils, destinés à nos chiens soit de chasse à courre soit de chasse à tir, ne soient qu'une sorte d'abri entouré de palissades, et non un logement situé, construit, organisé dans des conditions qui assureraient et leur santé et leur bien-être. Cependant, ces animaux passent au chenil la plus grande partie de leur vie, et, là, ils devraient trouver plus qu'un refuge contre les intempéries de l'air et mieux que le confinement. On peut donc dire, avec raison, que l'influence du couvert égale, pour eux, celle de vivre. Aussi, les chenils malsains sont-ils pour beaucoup dans les épidémies qui déciment les chiens en meutes ou par quelques couples.

Qu'un chenil soit fait, pour un grand comme pour un petit nombre de chiens, ce n'est jamais qu'un rez-de-chaussée dont les proportions dépendent évidemment de la quantité d'individus que l'on se propose d'y entretenir.

S'il s'agit d'une meute, un chenil doit être composé, pour le moins, des pièces suivantes :

Une chambre de meute ;

Deux chambres d'élèves ;

Une boulangerie ;

Une infirmerie ;

Une chambre d'homme d'équipage.

Mais, quelle que soit l'importance du logis, voici les principes généraux d'après lesquels doit être faite sa construction.

Un terrain naturellement sec, dans un lieu retiré et tranquille, est son meilleur emplacement.

Garantir les chiens de l'humidité qui, outre les affections rhumatismales, détermine toujours l'atonie de l'organisme, est chose de nécessité première. Ils en sont ainsi préservés par le sol même. De plus, il faut éviter que les chiens ne soient troublés sans cesse, dans leur repos, par les allants et venants ; sans cette précaution, ils aboient à tout instant et leur voisinage est alors fort peu agréable.

Mais il est bien évident que cette recommandation dernière ne saurait s'appliquer au choix de l'emplacement du logis des chiens dont le service est de garder, nuit et jour, les habitations, car, au contraire, il faut que leur surveillance soit rendue facile et qu'aucune personne, étrangère à la maison, n'échappe à leur œil vigilant.

En tout cas, quelle que soit la situation choisie, la sécheresse du sol étant chose capitale, il est toujours prudent de l'assurer avant de se mettre à l'ouvrage. Il serait superflu de recommander ici le drainage. Mais, entre autres moyens de compléter ses précieux effets, il est bon de faire étendre, sur la partie de l'emplacement destiné à la construction, un lit de 0^m30 centimètres d'épaisseur, soit d'escarbilles de charbon, soit de cailloux à la grosseur de ceux qui servent pour l'entretien des routes, et recouvert, dans les chambres, d'une couche de bitume.

Le bitume est préférable de beaucoup aux dalles, aux carreaux, qui, à la longue, laissent filtrer l'eau. Faute d'avoir à sa disposition ce moyen, qui n'est pas encore facile

pour tous, je conseille beaucoup le pavage
diagonal en briques debout; il est parfait.
surtout si les joints sont faits au ciment.
C'est la manière de paver la plus répandue
pour nos écuries.

Mais, n'oubliez pas que, malgré toutes
précautions, le chenil dont les fondations
reposeraient sur un sol glaiseux serait toujours humide, partant malsain.

L'exposition d'un chenil influe beaucoup
sur la santé des chiens, parce que c'est
d'elle que dépend la température des pièces. La façade principale doit toujours être
exposé au soleil levant. Les chiens sont
ainsi garantis des vents si ressuyants du
nord, des grandes ardeurs de l'été et des
vents d'ouest, vents toujours chargés de
pluies et de bourrasques.

Il n'est pas moins important d'assurer le
libre renouvellement de l'air, l'oxygène
ayant mission de purifier le sang dans sa
circulation à travers les poumons. Le froid
ou l'air sec, loin d'être préjudiciables aux
chiens, les fait plus rustiques et de plus
grande entreprise. Bien plus, agissant à la
longue sur la nature du poil, il le rend
plus ferme et plus dru, plus propre en un
mot, à la besogne que nous réclamons d'eux.

On assurera donc la ventilation au moyen d'ouvertures établissant un courant d'air. Dans un chenil de peu d'importance, elles seront ménagées dans le plafond, mais, dans une chambre de meute, elles seront à hauteur des fenêtres.

Ainsi, l'air s'assainit sans cesse, par son renouvellement et pendant les grandes chaleurs, les pièces ont une fraîcheur relative.

Pour prévenir l'absorption de l'humidité, les murs épais de o^{m}44 centimètres, les cloisons de o^{m}22 centimètres, seront faits de briques et non de pierres. La pierre est froide et suinte facilement. Ensuite, de ce qu'un mur est bâti de moellons aux formes les plus variées, il est employé beaucoup de mortier pour combler les vides, et, quelle que soit la quantité de chaux, la pierre boit l'eau du mortier, et jamais les murs ne sont aussi secs ni aussi sains que ceux faits avec de la brique.

Les murs d'un chenil, à l'intérieur, comme à l'extérieur, doivent être enduits avec le plus grand soin pour que la vermine, qui pénètre partout, ne puisse se loger dans les interstices des briques. Leur surface sera donc parfaitement unie et sans fissures. De plus, à l'intérieur des pièces, toutes encoignures à angles droits seront proscrites ; ce sont des nids à vermine. Enfin, au moins trois ou quatre fois par an, par un temps sec, les murs seront passés au lait de chaux. Cet enduit les assèche en même temps qu'il les nettoie.

En raison même de sa destination, on doit calculer la hauteur et la largeur de chaque pièce.

En moyenne, pour les chiens de 24 pouces de taille, il faut 0^m70 centimètres de long sur 0^m60 centimètres de large, pour que l'animal repose à l'aise. Mais, pour les chiens d'arrêt, bassets, etc., 0^m40 à 0^m50 centimètres de long sur 0^m40 centimètres de large, sont les mesures qui peuvent servir de base pour proportionner la pièce au nombre de chiens que l'on a dessein d'y loger.

Quant aux loges faites pour chiens de Terre-Neuve, des Pyrénées, tous chiens de grande taille, elles doivent avoir 1^m30 centimètres à l'arête de la toiture en zinc de leur habitation. De plus, elles seront placées sur un sol préalablement purgé de toute humidité par un empierrement de 0^m40 centimètres de profondeur et reposeront sur quatre forts appuis de 0^m30 centimètres de hauteur, afin d'isoler largement le parquet qui fait le lit de ce logis.

Du reste, que le chien habite seul ou en commun, il est sain qu'il soit largement couché, mais surtout dans les chenils de meute, où la tendance des chiens est déjà si grande à se coucher les uns sur les autres, parce qu'en cas de maladies éruptives, ils ne s'infectent pas aussi facilement.

Je ne saurais trop conseiller de voûter, en briques, les plafonds. S'il se déclare une épidémie, s'il survient une invasion d'insectes, grâce à cette disposition, on peut flamber les murs, en toute sécurité et brûler des tiges de genévrier, deux puissants moyens d'assainir un chenil. Comme hauteur, le plafond d'une chambre de meute ne doit pas avoir moins de 2m50 centimètres. L'air, si aisément vicié par l'agglomération des chiens, n'en sera que plus salubre. Mais, dans un chenil pour quelques chiens, 1m70 est une hauteur très suffisante.

Dans les chenils d'équipage, chaque chambre, selon ses dimensions, sera éclairée au moyen d'une ou plusieurs ouvertures. Pour donner de la lumière, il ne faut pas compter sur la porte qui, dans maintes occasions, est fermée.

Ces fenêtres seront percées aussi près que possible des plafonds, afin que les chiens ne puissent tenter d'y passer; ou bien, elles seront à hauteur de main d'homme, et alors, munies de barreaux de fer placés à 0^{m}10 centimètres les uns des autres. Elles auront pour fermeture, au dehors, des volets qui, durant les chaleurs, permettent d'assombrir la pièce, seul moyen de garantir les chiens des attaques insupportables de la mouche, et, au-dedans, des vasistas s'ouvrant de haut en bas, pour rompre les effluves de l'air nouveau. Ces vasistas seront agencés de façon qu'on puisse, à volonté, leur donner le degré d'ouverture jugé convenable.

Chacun sait que l'air impur d'une pièce se masse à son sommet et y plane jusqu'à ce qu'il soit à la température de l'air ambiant. Pour lui donner une issue, on ménagera donc en regard de ces fenêtres, un ou deux ventilateurs qui, lors des grandes chaleurs, rendront la pièce d'une fraîcheur suffisante.

Toute porte de chenil doit invariablement s'ouvrir en dehors; ses carres seront arrondies, afin que les chiens, dans leur précipitation à sortir ou rentrer, ne puissent se déhancher ou se luxer les épaules.

Les portes de chambres de meute, en général, ne sont garnies que d'un simple loquet; mais celles des chambres destinées
soit à des lices, soit à de jeunes chiens, doivent, outre le loquet ordinaire, être munies
de serrures afin de pouvoir les fermer à
clef, quand cela est nécessaire.

Au centre de la partie inférieure de toute
porte d'une pièce habitée par des chiens,
doit être ménagé un huisset volant, assez
haut et assez large pour ne laisser passer
qu'un seul chien à la fois. Cet huisset, aux
carres soigneusement arrondies, sera fait à
coulisses, de façon que les chiens aient la
liberté de sortir dans la cour ou de rentrer
dans leur logement et qu'il soit possible de
les tenir à volonté, soit au dedans, soit au
dehors.

Je conseille beaucoup de faire garnir de
zinc cet huisset ainsi que la porte, cette dernière seulement sur o^m,8o centimètres de
haut, pour que les chiens n'y puissent
mettre la dent. Les jeunes chiens, surtout,
ont le défaut de ronger le bois.

L'aire de chaque pièce, qu'elle soit bitu-
mée, carrelée ou briquetée, sera, dans le
sens de sa longueur ou sa largeur, pentée
de 4 centimètres par mètre, sur deux faces,

en sorte que les eaux de lavage ou les urines prennent leurs cours vers l'intersection de ces deux pentes, pour se déverser au dehors.

Dans les chenils de meute, la toiture des bâtiments doit toujours dépasser les murs d'appui d'au moins 0,^{m}70 centimètres. Elle forme ainsi un auvent sous lequel les hommes d'équipage circulent à l'abri de la pluie, et où les chiens peuvent se retirer au sec lorsqu'ils sont tenus de rester dehors.

Les ardoises ou les tuiles ont l'inconvénient de transformer les chambres en étuves pendant l'été, et en glacières pendant l'hiver, surtout quand, entre le plafond et la ligne de toiture, il n'existe pas une certaine hauteur. Cependant, elles sont préférables aux toitures faites de roseaux qui donnent et fraîcheur et chaleur, mais qui sont des nids à vermine. En employant les tuiles vernies, on règle mieux la température.

D'ordinaire, le lit ou *banc* des chiens, fait de bois de chêne, est adossé au mur parallèle à celui dans lequel ont été percées fenêtres et porte.

Dans bien des chenils, pour garantir les chiens du contact de la muraille, on la lambrisse sur une hauteur de 0,80 centimètres.

Outre que j'estime cette précaution insignifiante, ces plinthes, étant sujettes à jouer
forcément par le fait de l'humidité ou de la
chaleur, permettent toujours à la vermine
de s'y établir.

Les bancs, dans quelques chambres de
meute, sont placés tout autour de la pièce.
Lorsqu'elle n'est pas en proportion avec le
nombre des chiens qui l'habitent, on est
bien obligé d'avoir recours à cette disposition. Mais, selon moi, il est préférable de
n'avoir qu'une seule ligne droite. D'abord,
les chiens ayant plus d'espace, le service du
chenil est rendu plus facile, par la neige ou
par la pluie, sans risquer de les morfondre.
Ensuite, il est d'un plus beau coup d'œil,
pour qui entre dans la chambre d'une
meute, de la voir massée devant soi que
dispersée à droite et à gauche. Enfin, les
hommes d'équipage ont les chiens mieux
sous leur fouet.

La façon des bancs est chose très variée.
Dans certains chenils, ils sont scellés dans
le sol et dans le mur auquel ils sont ap-
puyés. Dans d'autres, le parquet est mobile,
c'est-à-dire se relève à volonté, au moyen
de poignées, pour être arrêté au mur, lors
du nettoyage. Tous ces systèmes ne valent

pas le banc volant, monté sur quatre roulettes. C'est le plus maniable et surtout le plus facile à tenir propre, sans compter que, se déplaçant à volonté, la partie du sol qu'il couvre lorsqu'il est à demeure, est toujours parfaitement nettoyée, ce qui est un point important.

A proprement parler, c'est un cadre fait de planches de chêne de $0^m,03$ centimètres d'épaisseur qui doit avoir $1^m,80$ centimètres de long sur $1^m,20$ centimètres de large et $0^m,20$ centimètres de profondeur, sa hauteur totale est de $0^m,40$ centimètres.

Un, deux, trois, quatre bancs, ainsi faits et juxtaposés, forment le *lit* d'une meute, selon qu'elle compte plus ou moins de chiens.

Un banc ne doit pas avoir une plus grande élévation que celle que je viens d'indiquer, pour plusieurs raisons; d'abord, parce que les chiens fatigués ou engourdis pourraient s'estropier, soit en montant, soit en descendant, soit en tombant lorsqu'ils jouent ou se pillent sur les bancs. Ensuite, les bancs plus élevés rendent les chiens paresseux et leur font contracter la sale habitude de lever la cuisse ou de se vider sur leur lit.

On a dû remarquer que ces bancs sont plus longs que larges. Les bancs trop larges ont l'inconvénient de mettre les chiens, qui sont couchés aux derniers rangs, dans l'obligation, pour descendre du banc, de passer sur leurs camarades, et cela ne s'exécute jamais sans coups de dents échangés de part et d'autre.

On ne saurait leur donner une moindre profondeur que celle prescrite. Il est nécessaire que le lit soit épais en paille, et pour les chiens et pour le service En effet, le valet de chiens qui fait le chenil n'a qu'à retirer, chaque matin, la paille fanée ou salie sans être obligé d'en mettre de nouvelle tous les jours, ce qui est une économie et de paille et de temps. De plus, reposant sur un lit épais, les chiens, non seulement se défatiguent promptement, mais ils ont toujours le poil plus net et plus brillant.

J'appelle, sur ce point, toute l'attention des maîtres de meutes et des chasseurs; car, d'un bon lit, dépendent non seulement l'entretien, la condition des chiens qui sont mis à l'épreuve de rudes fatigues, mais la durée de leurs services. Le chien qui ne repose pas à l'aise et qui n'a pas assez de paille vit sur lui-même et dépérit lentement, bien qu'il soit abondamment nourri.

Le parquet de ces bancs sera fait de planches de chêne fixées au moyen de vis et distantes, les unes des autres, de $0^m,01$ centimètre, non seulement pour que la vermine ne puisse s'y installer, mais pour laisser passer l'urine, la crasse, le sable, la paille brisée, etc., lors du balayage. On aura soin que ce vide soit ménagé également sur les deux côtés de la longueur du banc, afin que les recoins soient plus facilement nettoyés.

Enfin, les plinthes qui doivent encadrer le banc auront $0^m,30$ centimètres de largeur, ce qui fait qu'entre elles et le sol il existe un vide de $0^m,10$ centimètres qui ne permet à aucun chien, de si petite taille qu'il soit, de pouvoir se couler sous le banc. Sans cette précaution, le chien fautif ne manque pas de s'y réfugier, et rien ne doit s'opposer à ce que les chiens soient toujours sous la main.

Toutes les pièces de ces bans doivent être assemblées au moyen de vis et non de clous, comme c'est le faire habituel de nos menuisiers. Leurs arêtes seront toutes arrondies afin que les chiens ne puissent s'y blesser.

La paille, en abondance, est indispensable l'hiver. Au retour de la chasse, un épais lit réchauffe et sèche les chiens. La paille de froment vaut mieux que toute autre, parce que sa tige se casse moins facilement et ne cause point de rougeurs aux chiens. Elle doit être renouvelée tous les trois jours. Du reste, je le répète, plus la paille est fraiche, plus les chiens ont le poil propre et brillant. Elle vaut, sous ce rapport, pour la robe seulement, l'effet de la brosse.

A la mi-mai, les chiens n'ont plus besoin de paille. Ils trouvent, sur les bancs nus, plus de fraicheur et ont la peau plus nette. Mais les bancs devront alors être balayés, au moins le matin et le soir, parceque c'est en Juin et Juillet, que le chien renouvelle de poil. Ensuite les chiens apportent toujours, au retour de l'ébat, soit de la poussière, soit de la boue.

Dans les chambres de quelques chenils, on place des poéles, on construit des cheminées. Les unes et les autres sont d'un usage pernicieux. Ils nuisent certainement à l'énergie et à la rusticité des chiens en les rendant frileux et sans entreprise par les temps piquants et les giboulées. Certes, la chaleur

leur est très salutaire lorsqu'ils rentrent de la chasse mouillés et fatigués, mais c'est moins une chaleur modérée que l'influence rapide d'un feu vif qui les sèche, les réchauffe et ranime, chez eux, la circulation du sang. En outre, les cheminées, à moins d'être munies d'une clef, ont l'inconvénient grave, par le fait même de leurs vastes dimensions, de rendre la pièce très froide dès qu'il n'y a plus de feu dans leur foyer; car, le corps de la cheminée et la porte font alors un courant d'air glacial.

Une cour, assez spacieuse pour que les chiens puissent s'y ébattre, sera adjointe à toute pièce habitée par eux. Carrelée ou dallée, sur toute sa superficie, elle sera pentée pour qu'elle sèche plus facilement soit après le lavage, soit après la pluie. Le carreau ou la dalle sont bien préférables au pavé, si petit que soit son volume, parce que les chiens ne risquent pas de s'y désongler, accident qui les met hors de service pour longtemps.

Sans le dallage ou le carrelage, toute cour de chenil a de grands inconvénients. Par la pluie ou le dégel, le piétinement des chiens la transforme en cloaques de boue, les chiens salissent alors en quelques heures, la paille la plus fraiche, et, dans leurs jeux, se crottent tellement les uns les autres que les valets de chiens objectent avec raison qu'ils ne peuvent tenir propres ni chiens, ni chambre, ni paille.

Ensuite, les cours dallées ou carrelées ont l'avantage de permettre aux chiens de sortir en tout temps, parce qu'ils vont le pied sec, tandis qu'ils préfèrent se vider dans leur chambre plutôt que d'aller sur un sol humide.

Enfin, pour les jeunes chiens, une surface résistante au pied est chose précieuse, au point de vue de sa parfaite conformation. A ce contact, le pied se forme, se resserre, tandis que, sur un sol mou, il se déforme et s'élargit, faute de soutien. Du reste, on sait que les animaux qui habitent les forêts au sol gras et sablonneux ont toujours le pied moins serré, moins bien fait que les animaux des pays sec et pierreux. Aussi, voyons-nous les chiens qui ont été élevés et qui chassent dans des pays doux, avoir les pieds en forme de cuillère.

Les cours de chambre de meute doivent être entourées d'un mur ayant 1^m,70 centimètres de haut, fondation comprise, et sur lequel seront placés, au goût du propriétaire, soit une grille, soit un palis de 1^m,3o centimètres de hauteur. De cette façon, les chiens ne peuvent voir ce qui se passe aux environs et s'en inquièter à tout instant, comme c'est leur habitude.

Le rebord des murs, à l'intérieur de la cour, doit être assez étroit pour qu'ils ne s'en fassent pas un point d'appui qui les aiderait à franchir la clôture. C'est au long de ces murs que les chiens aiment à venir chercher la fraicheur, en été, et le soleil, en hiver.

Du reste, pour donner de l'ombre aux cours, il est bon de planter quelques arbres dont le feuillage tombe de bonne heure, tels que marronniers, robiniers, etc. Mais, on aura soin de les planter en dehors de l'enceinte ; car, dans l'intérieur, les chiens ne manqueraient pas d'y venir lever la cuisse ou d'y mettre la dent. Le seul moyen de préserver, tant bien que mal, les plantations que l'on voudrait réserver, est de goudronner, à la hauteur de o^m,7o à partir du sol, le tronc des arbres, d'une solution épaisse, puis de les poudrer avec du fin gravier.

Quant au palis en chêne, seul bois convenable, dont on peut entourer des chenils qui ne sont peuplés que d'un petit nombre de chiens, et, pour lesquels, on ne veut pas faire la dépense d'un mur, il faut procéder ainsi :

Après avoir tracé l'enceinte, seront faits les trous où doivent être placés les poteaux de soutien du palis.

Ces poteaux auront 2^m,65 centimètres de long, dont 0^m,65 centimètres — passés au goudron ou charbonnés — seront en terre. Leur volume sera de 0^m,07 centimètres carrés. Ils seront distants, entre eux, de 1^m,30 centimètres. Plus éloignés les uns des autres, ils ne présenteraient pas une résistance suffisante au poids du palis.

Cela fait, sur tout le périmètre de l'enceinte, sera creusé une rigole de 0^m,30 centimètres de profondeur sur autant de largeur, pour qu'il y soit élevé une fondation en moëllons couronnés par un rang de briques posées en long et cimentées, qui dépasseront, de toute leur épaisseur, le niveau du sol.

Ce maçonnage en terre ne permettra pas aux chiens de faire des trous en dessous du palis, et, de plus, les lames venant poser sur le sol, en dehors des briques, sont ainsi défendus contre leurs dents.

Les poteaux de soutien seront reliés, entre eux, par des cadres formés : 1° De lames ayant 2 mètres de long 0ᵐ,07 centimètres de large et 0ᵐ,02 centimètres d'épaisseur ; 2° De deux traverses ayant 1ᵐ.30 centimètres de long, 0ᵐ,07 centimètres de large et 0ᵐ,02 centimètres d'épaisseur.

Ces lames, placées à la distance de 0,04 centimètres, les unes des autres, pour que les chiens ne puissent passer le nez entre elles, seront clouées sur les traverses qui, elles-mêmes, seront encastrées et vissées dans les poteaux de soutien.

Il sera bon, pour donner à ces derniers plus de solidité, d'assujettir au mur du chenil, à l'aide de crampons scellés, les *clefs du palis*, c'est à dire le premier et le dernier poteau de soutien. Ce sont ceux qui fatiguent le plus.

Quant aux portes, elles seront faites avec lames et traverses aux dimensions déjà indiquées, et, comme largeur, elles auront au moins 1 mètre. Elles se fermeront, si l'on veut, au moyen d'une serrure ; mais, en tous cas, elles devront être munies de deux crochets, l'un placé en haut et en dedans de de la cour, l'autre en bas et en dehors, de manière que, si l'on entre ou si l'on sort, on puisse toujours fermer de suite la porte.

On aura soin que les traverses des cadres qui, comme je l'ai dit plus haut, doivent être encastrées et vissées dans les poteaux de soutien, se joignent, par leurs extrémités respectives, sur ledit poteau. Pour leur donner une grande solidité, il suffira de clouer, par dessus et sur la face du poteau même, une lame qui cachera l'encastrure faite.

Les auges, qui servent à donner la mouée ou la soupe, seront garnies de zinc. C'est une grande économie, D'abord elle ne laissent ainsi rien échapper, ne contractent aucune odeur, sont très-faciles à tenir nettes et durent indéfiniment. De plus, cela permet de les faire en bois léger et partant, elles sont aisées à transporter,

Comme longueur, elles ne doivent pas dépasser 1^m,50 centimètres. On en met deux, trois, quatre, bout à bout, selon le nombre des chiens. Dans ces dimensions, les auges sont facilement utilisables lors des déplacements de l'équipage.

Du reste, il est nécessaire d'avoir des auges de longueur et de largeur moindres pour les jeunes chiens ; mais elles seront également garnies de zinc, sans quoi les rebords seraient promptement rongés par ces petits animaux qui se soulagent ainsi des douleurs que leur fait éprouver la dentition.

L'eau pure et fraiche est une condition de santé pour le chien. C'est donc un précieux avantage de pouvoir faire passer, dans les cours d'un chenil, un ruisselet d'eau courante; mais, la disposition des lieux ne le permet pas souvent.

Pour abreuver les chiens, si l'on est dans ce dernier cas, il faut faire placer deux bassins, l'un dans la chambre, l'autre dans la cour, bassins dont l'eau sera fréquemment renouvelée. Le bassin de la chambre permet aux chiens, par tous les temps, d'y venir lamper une eau qui reste propre, tandis que celle des bassins, à demeure dans les cours, est souvent salie par les impuretés que charie l'air ou par les feuilles qui tombent des arbres. Aussi ces bassins doivent-ils être souvent nettoyés à fond.

Je ne suis pas partisan des auges ou bassins en pierre. D'abord, si petit que soit leur volume, elles sont toujours d'un trop grand poids pour être facilemenr déplacées; ensuite, leurs parois internes et externes verdissent et donnent à l'eau une odeur nauséabonde qui dégoûte les chiens de boire à leur gré. Enfin, pour les tenir proprès, c'est beaucoup de temps perdu pour un mince résultat.

Aujourd'hui, on trouve des bassins en fonte aussi élégants que commodes.

Enfin, dans toute chambre de meute, doit être suspendue, au centre du plafond, une lampe que, la nuit venue, le valet de chiens de garde doit allumer. Cette précaution est indispensable pour sa sécurité personnelle lorsque son intervention est nécessaire si les chiens se pillent. De plus, c'est le seul moyen d'éviter les querelles entre chiens, pendant la nuit.

Je ne suis pas d'avis de placer les greniers à paille au-dessus des chambres d'un chenil. Quelques soins qu'on prenne, la vermine s'y introduit et finit par s'établir dans les chambres mêmes.

Tout chenil destiné à l'entretien d'une meute doit compter, comme pièce indispensable, une infirmerie qui, non seulement permet d'isoler les chiens suspects, malades, blessés, mais encore les chiens venus de chenils étrangers qu'il est toujours prudent de tenir en quarantaine pendant quelque temps. Sans cette précaution, on peut voir la plus belle meute ravagée par une épidémie.

Cette pièce sera plus longue que large. On y établira, sur deux rangs, des bancs à roulettes ayant un mètre carré et du modèle que j'ai indiqué plus haut. Ces bancs se sont suffisamment espacés, entre eux, pour que les chiens qui les occuperaient ne puissent s'atteindre. Dans la partie du mur auquel chaque banc sera appuyé, on scellera un anneau propre à fixer la chaine au moyen de laquelle sera tenu, à sa place, chaque malade. Cet anneau doit être à tourillon, afin que la chaîne ne puisse s'enrouler sur elle-même.

Ce serait chose excellente que de faire passer, à travers cette pièce, le tuyau desservant le fourneau de la boulangerie. Dans la plupart de ses affections, le chien a besoin d'être tenu chaudement.

La boulangerie doit être munie d'une vaste cheminée propre à faire une flambée aux chiens qui rentrent de la chasse par le mauvais temps. A son manteau sera adapté un garde-feu volant pour prévenir les accidents.

Au centre de son foyer sera percée la gueule du four pour cuire le pain.

C'est dans cette pièce, assez vaste, que sera établi le fourneau nécessaire pour faire la cuisine des chiens. Il sera composé d'une chaudière et de deux réservoirs à eau placés à droite et à gauche de cette dernière.

Pour trente chiens sa longueur totale sera de 1ᵐ,30 centimètres, sa hauteur de 0ᵐ,70 et sa largeur de 0ᵐ,90.

La chaudière en fer battu, aura 0ᵐ,70 centimètres de diamètre sur 0ᵐ,60 de profondeur. Son couvercle en voûte de 0ᵐ,25 centimètres, armé d'une poignée, sera percé de deux trous de 0ᵐ,01 centimètre chaque, afin de donner passage à la vapeur quand la chaudière est en plein feu.

Les réservoirs à robinet, en cuivre étamé, et placés sur les deux cotés, auront chacun 0ᵐ,60 centimètres de long sur 0ᵐ,30 centimètres de large et 0ᵐ,50 centimètres de profondeur. Toujours remplis d'eau, ils seront d'un précieux secours, soit pour laver les chiens, soit pour donner des bains, préparer la nourriture, les médicaments, etc.

Deux longs coffres, fermant à clef, serviront à renfermer, l'un le pain, l'autre la farine pour boulanger.

Enfin, tous les indispensables instruments employés dans le service meubleront le reste de la pièce.

Ce sont :

Une raclette ramoneuse pour le foyer du fourneau;

Un billot, en hêtre, pour émincer la viande;

Un couperet pour le même but;

Une raclette boulangère pour nettoyer le billot;

Une fourche de fer à deux pointes très fortes pour charger la viande;

Une hachette pour débiter la viande;

Une scie à poignée pour détacher les os;

Un couteau, grand modèle, pour débiter pain et viande;

Deux couteaux, petit modèle, pour le même objet;

Une scie légère pour débiter le bois;

Une coignée pour fendre le bois;

Une brouette pour charger la viande, la paille, etc.;

Deux corbeilles, une pour légumes, une pour le pain coupé d'avance;

Deux balais de bouleau en train;

Une palette en bois pour tremper et re-muer la mouée dans les auges;

Un hache-légumes à deux poignées et sa planche;

Un écraseur en bois pour légumes;

Une pelle à légumes, large et trouée,

pour égoutter les légumes en les sortant de la chaudière;

Une fourche à trois dents pour sortir la viande de la chaudière, manche demi-long;

Six auges garnies de zinc avec poignées, de différents modèles;

Trois casseroles en tôle, avec deux poignées, pour soupe, remèdes, etc.;

Trois seaux grand modèle, marques d'équipage;

Deux seaux petit modèle;

Une forte raclette pour gratter les bancs;

Une pelle à grenades;

Deux grosses éponges;

Deux brosses de chiendent;

Un crible pour sable et sciure de bois;

Un cerceau en fer pour porter les seaux;

Deux escabeaux pour sièges;

Une lanterne;

Deux pinceaux pour passer les murs au lait de chaux;

Un arrosoir à pomme;

Une boîte contenant clous, vis, marteau, ciseaux, tenailles, etc.;

Une salle attenante à la chambre d'équipage, qui doit être confortable et située de telle sorte que l'homme exerce facilement sa surveillance, sera garnie de supports auxquels seront pendus fouets, trompes, accouples en crin et en cuir, bottes à limier, chaines et colliers de différents modèles, chapelets à rouleaux, etc., enfin, tous harnais et ustensiles de chasse et de pansement.

Un placard, fermant à clef et ménagé dans la partie la plus sèche du mur, contiendra trousses, instruments et médicaments, qu'il faut toujours avoir sous la main pour donner les premiers soins.

Enfin, le service du chenil sera d'autant plus commode et d'autant mieux fait que la distribution de toutes les pièces qui le composent aura été bien ordonnée.

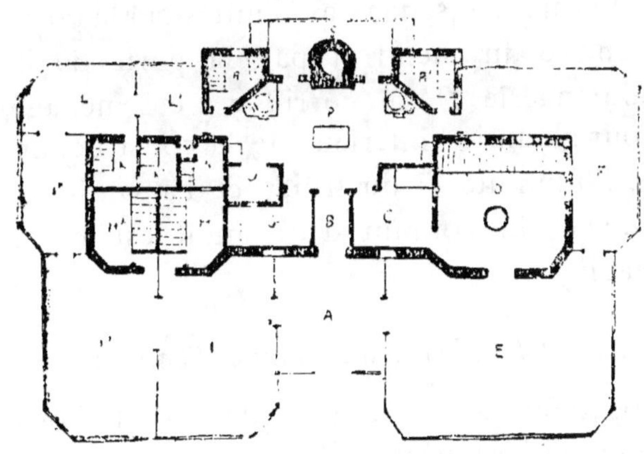

Du reste, dans le but d'indiquer celle que je crois la plus convenable, voici le plan avec légende d'après lequel j'ai fait construire et restaurer plusieurs beaux et bons chenils.

A. — *Cour du chenil*

Cette cour a été créée non seulement pour que sa porte d'entrée commandât toutes les autres ouvertures des cours et du chenil, mais aussi, en vue d'avoir une enceinte réservée où les chiens puissent être plus facilement que dans leurs chambres et leurs cours, soit couplés par les hommes d'équipage, soit jugés, seul à seul, par les amateurs.

B. — *Corridor*

Fermé à ses deux extrémités par la porte d'entrée du chenil et par la porte de la boulangerie *P*, ce corridor a été ménagé pour garantir l'intérieur de la construction de l'humidité et du froid, et l'assainir au moyen du courant d'air qu'il est facile établir.

C. — *Chambre d'un homme d'équipage.*

Cette pièce, outre son entrée par la boulangerie, est percée de trois ouvertures : la première, une fenêtre, permettant de voir sur la cour du chenil *A* et sur la cour d'hiver de la meute E ; la seconde, une porte, et la troisième, un vasistas, l'un et l'autre établis pour que, si les chiens se pillent, de nuit ou de jour, dans la chambrée D ou la cour E, l'homme d'équipage puisse intervenir promptement, soit du fouet, soit de la voix. Enfin, au fond de la pièce est figurée une alcôve où il y a place pour un lit, une table et un porte-manteau.

$D, E, F.$ — *Chambre et cour de meute*

Un seul banc et un bassin meublent cette chambre dont la ventilation est assurée par quatre ouvertures, la porte d'entrée sur la cour E et trois vasistas s'ouvrant sur la cour F.

Deux cours E, et F, séparées par une porte, y sont adjointes. La première, pavée, est une cour d'hiver ; la seconde, sablée, est une cour d'été ménagée, sur les faces nord et ouest du chenil, pour que les chiens, durant les chaleurs, puissent trouver de l'ombre et de la fraîcheur.

$G.$ — *Salle de Vénerie*

Cette, pièce dont la boulangerie F commande l'entrée, est éclairée par une fenêtre qui, comme celle de la chambre de l'homme d'équipage, permet de surveiller, à la fois, la cour du chenil et celle des jeunes chiens *I* et *I'*. Cette salle est destinée à placer, au moyen de supports fixés dans ses murs, trompes, fouets, accouples, etc. Au fond est un placard pour renfermer sous clef médicaments, trousses, etc.

H, H' et I, I', I". — Chambres et cours d'élèves

Ces deux chambres *H* et *H'* ont mêmes dispositions. Elles sont petites par rapport au nombre des élèves qu'on peut y loger, mais elle n'en seront que plus chaudes pour la nuit, et les jeunes chiens, y étant à l'étroit pour jouer, se tiendront davantage au dehors, importante condition de leur développement. Du reste, l'aménagement de ces pièces garantit les élèves du froid et leur assure, sans danger, assez de fraîcheur durant l'été ; car la cloison faisant face à la porte d'entrée et aux extrémités de laquelle sont figurés les appuis de deux portes volantes permet d'établir ainsi, pour l'hiver, double fermeture, en même temps que l'été, elle abrite, de l'air frais de la nuit, les bancs immédiatement placés derrière elle, tout en réglant favorablement la direction du courant d'air passant par la porte d'entrée et deux vasistas, l'un donnant sur la cour I, l'autre ventilant par la chambre N.

Ces deux chambres d'élèves ont issue sur trois cours d'allées. Les deux premières, I, I', étaient indispensables, mais la troisième, I, est spécialement destinée aux élèves qui, se développant moins rapidement que ceux de leur âge, ont besoin d'être protégés contre l'abus que ces derniers font toujours de leurs forces croissantes. Autrement, ils dépériraient et resteraient malingres.

K et K', L et L', N. — Chambres et cours de lices portières

Ces trois pièces ont à peu près mêmes dispositions, quant au placement des bancs et quant au placement des vasistas et des portes à l'aide desquelles elles sont aérées. Toutefois, la chambre K', étant destinée à loger deux lices, est plus grande que celles K et N, réservées aux lices dont le terme est proche et qui doivent être seules. On remarquera que les portes de ces chambres ne donnent pas, comme celle de la chambre K, une issue directe dans la cour

L'. C'est afin que la lice, ayant ses petits sous elle, ne puisse prendre connaissance des lices voisines, ce qui pourrait la rendre jalouse de sa progéniture au point même de la détruire.

M. — Couloir

Ce petit couloir est le fait de la disposition particulière des chambres *K* et *N*.

O. — Chambre de petits chiens

Ce réduit est affecté aux petits chiens qu'on ne veut pas laisser sous leur mère et qui seront nourris au biberon. Il est éclairé par un vasistas, percé dans la cloison de la salle de vénerie, et deux bancs occupent ses coins. En laissant ouverte la porte qui donne vis-à-vis l'un des fourneaux de la boulangerie, cette petite pièce sera suffisamment chaude.

P. — Boulangerie.

Située au centre de la construction, éclairée par les deux portes vitrées donnant dans la cour du bûcher *S*, cette pièce commande les infirmeries *R* et *R'*, la chambre du valet de chiens, la salle de vénerie et la chambre des petits chiens. Pour le service des chambres K, K' et N, elle a deux sorties, l'une sur la cour d'été F, et l'autre sur la cour L'. Elle est munie d'un four dont la gueule est percée sur le devant du foyer d'une vaste cheminée destinée à faire une flambée aux chiens qui rentrent crottés ou mouillés. A droite et à gauche des portes vitrées citées plus haut sont deux fourneaux avec chaudières et bouilloires. Un pétrin, servant aussi de table, est placé au milieu de la pièce. Enfin, faisant vis-à-vis aux fourneaux, deux coffres à farine, au-dessus desquels on placera des dressoirs pour mettre les pains, meublent cette boulangerie qui, pour décharge, a la cour S, aux extrémités de laquelle sont deux bûchers pour bourrées et bois de corde.

R et R'. — *Infirmeries.*

Ces deux petits corps de bâtiment qui, à dessein, ne sont reliés à la construction principale que par les portes desservant les cours F et L', sont ventilés par leurs propres portes et leurs vasistas, ainsi que chauffés par les tuyaux des fourneaux qui les traversent, à volonté, pour sortir, l'un sur la cour d'été F, et l'autre sur la cour L.

Leurs bancs sont disposés à cette fin que les chiens malades aient le moins de contact entre eux et puissent, si on le juge nécessaire, être tenus à la chaine sur ceux qui occupent les encoignures.

Ce chenil a été aménagé pour un équipage comptant dix à douze couples de chiens en meute et élevant, bon an mal an, vingt jeunes chiens pour la remonte et la vente.

Son emplacement mesure 520 mètres environ. Sa clôture a 100 mètres de longueur. Sa façade est au levant.

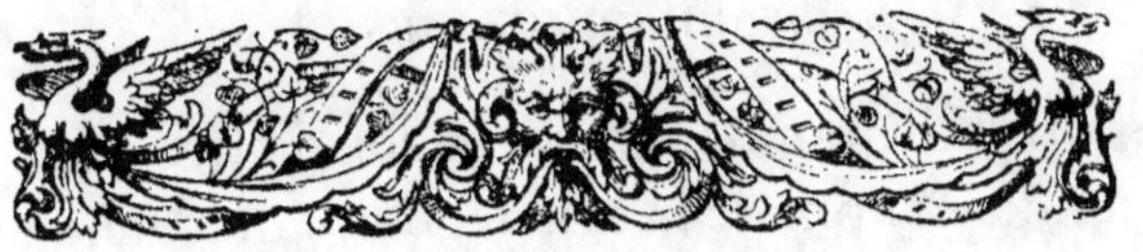

CHAPITRE III

DE LA NOURRITURE

N chien n'en voudrait pas ! » Tel est le jugement prononcé, en dernier ressort, sur un aliment si mauvais qu'il n'est pas mangeable.

Faut-il en conclure que le chien, à l'instar de l'inséparable compagnon de saint Antoine, serait un animal qui, volontiers, fait ventre de tout ? Les appétits grossiers, voire dégoûtants, que chacun a pu constater chez lui, seraient-ils donc inhérents à sa nature ? Selon moi, le croire serait une erreur.

Ce n'est pas un des traits les moins caractéristiques de ce Protée à quatre pattes que la facilité prodigieuse avec laquelle il partage nos goûts les plus divers. Jamais esclave n'a pris autant sur lui-même pour s'attirer les bonnes grâces de son maître. Manger du melon, de la salade, boire du café, du punch, raffoler des confitures et des bonbons le chien accepte tout de la main de l'homme et s'en fait facilement une douce habitude. En cela, il est vrai, il se montre bien supérieur en intelligence à tous les auxiliaires qui ont avec nous les rapports les plus immédiats ; mais, en outre, il nous prouve combien il s'accommode aisément de la nourriture la plus variée : grand enseignement que l'excellent animal ne peut que nous donner à la muette, ce qui est peut-être une excuse pour tous ceux qui ne le comprennent pas !

Le chien, en effet, par sa nature même, a le plus impérieux besoin de recevoir sa provende tour à tour composée de diverses substances, et c'est à tort qu'il est accusé d'appétits désordonnés quand on le voit chercher avidement du nez dans le premier tas d'ordures venu ou avaler, le long d'une route, du vieux crottin de cheval qu'il trouve sur son chemin : il agit sous l'empire d'un besoin.

Je l'ai bien souvent observé. Le chien nourri sainement, judicieusement, à des heures régulières, n'a point de ces désordres

de l'estomac, et si, malgré les soins apportés, il en témoigne, c'est qu'il souffre et qu'il
cherche à se soulager. Dès lors, il faut lui
venir en aide. Pas un être organisé n'est autant que lui affecté d'entozoaires d'espèces
plus variées, parasites qui ne sont, pour la
plupart, qu'un produit impur de ses intestins. Aussi, dès le sevrage comme durant la
croissance et même passé l'âge adulte, de
fréquents vermifuges suivis de purgatifs lui
sont-ils absolument nécessaires, non seulement pour le sauver de nombreuses maladies qui, chez lui, naissent de causes ani-
mées, mais encore pour le maintenir en
état, en pleine vigueur. Chez nos chiens
entretenus au chenil, c'est d'une hygiène
ordinaire, à plus forte raison pour tous ceux
qui vont où ils veulent, comme bien des
chasseurs et des propriétaires leur en laissent à tort la facilité.

Libre, vivant comme un électeur, flânant
le matin par les rues, allant au café, assis-
tant à toutes les réjouissances publiques de
la localité, le chien se montre donc omni-
vore ; mais, son existence plus régularisée,
son emploi plus sérieusement ordonné, on
peut dire qu'il est à la fois *carnivore* et *fru-
givore*, c'est-à-dire que sa nourriture doit

consister nécessairement en un mélange de
substances animales et végétales pour qu'il
jouisse d'une pleine santé et, partant, qu'il
rende tous les services que nous attendons
de lui.

Selon l'état prospère ou misérable de
l'animal, selon qu'il est au-dessus ou au-
dessous de sa forme véritable, les unes ou
les autres doivent plus particulièrement
composer sa provende quotidienne.

Parmi les substances animales, la chair
de cheval et celle de l'âne sont non seulement les viandes préférées du chien, mais
celles qui lui conviennent le mieux. Ceci
ne veut pas dire qu'il dédaignerait, à l'occasion, le bœuf, la vache ou le mouton.
Mais ces viandes, en dehors de leur prix
élevé et malgré leur succulence, ne lui sont
pas profitables parce que la fibre n'en est
pas assez ferme. Elles lui font l'effet du
veau dont l'usage, comme on le sait, est
laxatif.

En Angleterre, la victoire d'un lévrier de
course décide d'un mouvement d'argent si
considérable dans les poches, soit des propriétaires, soit des parieurs, qu'on n'hésite
pas à parachever la condition d'un favori ou
d'un champion célèbre au moyen du gigot

de mouton rôti. Devant de si grands inté-
rêts engagés, tous moyens, on le comprend
aisément, sont bons pour atteindre au but.

En premier lieu, pour être profitable aux
chiens, la viande de cheval, d'âne ou de
mulet, doit provenir sûrement d'animaux
qui n'ont pas été infectés de maladies organiques, de décompositions du sang, d'affections charbonneuses, ni drogués depuis
longtemps, mais abattus par suite d'accident ou d'usure.

En second lieu, il faut savoir s'en servir
à propos, qu'on la donne soit crue, soit
cuite.

Crue, comme ordinaire, c'est, à mon avis,
une nourriture nuisible parce que l'on ne
peut pas exiger, à volonté, des chiens, un
exercice assez sévère pour contrebalancer
ses effets trop excitants.

Dans quelques équipages mal tenus, les
chiens sont nourris exclusivement *au carnage*, c'est-à-dire qu'un cheval est abattu,
dépouillé, soit dans le chenil même, soit à
proximité, et offert aux chiens pour qu'ils
s'en remplissent à leur gré. Je ne saurais
approuver pareille manière de nourrir une
meute.

Le *carnage* brûle le sang, use les chiens,

les échauffe, les dispose particulièrement aux maladies cutanées, détruit la finesse de leur nez, déchausse les dents et fait contracter à ces animaux une odeur infecte. Leurs déjections, noires et liquides comme du vernis, exhalent une odeur tellement putride qu'elle corrompt instantanément l'air au point de le rendre tout à fait insupportable pour l'odorat le moins délicat.

Le *carnage* ne convient donc point aux meutes qui sont dans des voies fines, telles que celles du lièvre, du chevreuil, du daim et même du cerf. Mais, pour les vautraits, tout en donnant la mouée comme à l'ordinaire, il est avantageux, surtout vers la fin de la saison, alors que les chiens ont fait de longs déplacements et des chasses pénibles, soit à cause du mauvais temps, soit en raison des vigoureuses défenses des animaux. Dans ce cas, le carnage refait promptement les chiens fatigués, trop *bas d'état* ; mais encore, faut-il en user avec mesure — 5oo grammes par tête et par jour — et ne pas leur permettre de s'en ballonner à volonté.

Cuite, la viande devient d'un excellent usage. Toutefois, il faut s'entendre sur le mot. La viande ne doit pas avoir bouilli

plus de quatre à cinq heures, et, ne l'ac-
ceptez jamais, sous forme de morceaux de
bouilli, de la main des équarrisseurs qui
fournissent votre chenil. Ces industriels,
par une cuisson de quarante-huit heures
dans leurs cuves, retirent aussi de la viande,
pour leur profit, toute la graisse, tous les
sucs nutritifs, et ne livrent plus que des
résidus fibreux qui, à l'user, engraissent les
chiens, mais sont pour eux une détestable
nourriture. Cette viande noire, raccornie,
desséchée, en filandres, les ballonne et les
dévoie, mais ne leur donne ni vigueur ni
résistance, et, de plus, elle les gratifie d'une
odeur pestilentielle.

A défaut de viande de cheval, car sa fourniture n'est pas toujours assurée, même
pour les meutes dont elle fait le fonds de la
nourriture, les *issues de boucherie*, c'est-à-
dire le cœur, le foie, la panse, les tripes de
bœuf, de vache, de veau, etc., peuvent servir aussi à préparer la provende des chiens.
Elles sont, avec les gros débris provenant
des cuisines, d'un grand secours pour faire
la soupe dans les chenils qui ne comptent
qu'un petit nombre de chiens, de même que
le bon sens indique que, pour les propriétaires d'un ou deux chiens de garde ou de

chasse au fusil, elles doivent être utilisées pour préparer leur nourriture.

En tout cas, issues, débris, doivent réduire dans une eau pure et non dans les eaux soi-disant grasses qui proviennent des cuisines, eaux malpropres en général, à moins de précautions particulières, chargées qu'elles sont de condiments échauffants : poivre, moutarde, etc., par conséquent préjudiciables à la santé des chiens.

Le bouillon fait d'issues de boucherie et d'os dépouillés en partie de la viande qui les recouvrait constitue une soupe fortifiante et, de plus, très appétissante en mélangeant au pain la viande coupée par menus morceaux.

Pour rafraîchir les chiens pendant la morte-saison ou lorsqu'ils ont essuyé de rudes journées, je ne saurais trop recommander le bouillon que l'on obtient par la cuisson des têtes de moutons ; mais pour qu'il jouisse de toutes ses qualités, il faut que ces dernières aient réduit garnies de leur laine.

Enfin, des chasseurs sont encore partisans du pain de suif, dit *pain de creton*, pour remplacer la viande ou les issues de boucherie. Autrefois, ces résidus des fabriques de chandelle, en graissant la soupe, étaient très goûtés des chiens ; mais aujourd'hui, leur préparation, dans des récipients en cuivre, expose à de graves accidents, et pour cela l'usage en est abandonné.

Maintenant, je ne saurais passer sous silence tous les ennuis auxquels, en raison de la salubrité publique, la fourniture de la viande de cheval peut exposer les maîtres d'équipage. Il est facile de les éviter et de se mettre à l'abri des réclamations incessantes des voisins au nez parfois trop subtil. Il faut bien l'avouer, en général, les charniers de meutes, grâce à leurs mauvaises dispositions, n'exhalent pas des senteurs odorantes, surtout par les vents d'ouest et du midi.

La fourniture des chevaux, subissant forcément les *aléa* de la vie de ces animaux, ne peut être parfaitement régulière. Or, voici comment je conseille de procéder pour faire provision de viande et la conserver.

. Choisissez, à l'écart de toute habitation, dans la partie la plus ombreuse d'un massif de bois, un planitre, d'accès facile pour la voiture de votre fournisseur. Faites relier le tronc des arbres qui s'y trouvent par des traverses, solidement amarrées et distantes du sol de 3^m50 centimètres, pour que la viande soit hors de portée des chiens vagabonds et faites les munir de longs et forts crochets de boucherie, espacés de 40 centimètres entre eux. C'est à ces crochets que seront suspendus les quartiers tout dépecés que doit, en cet état, vous apporter l'équarisseur. Mais avant qu'il les y place, il faut qu'ils aient trempé, durant quelques minutes, dans un épais lait de chaux préparé, à cet effet, dans une large cuve qui restera à demeure près de ce garde-manger en plein air. Non seulement la viande, ainsi traitée, se conservera long-temps, mais elle n'exhalera aucune mauvaise odeur et restera parfaitement saine. Avant de s'en servir, au fur et à mesure des besoins, elle sera lavée à grande eau, à l'aide d'un balai, et, ne vous inquiétez pas de la chaux qui, malgré ce lavage, ne peut disparaître complètement. Au contraire, non seulement sa présence, en quantité si minime, est saine, fortifiante, mais, de plus, elle enrichit l'économie des sels de chaux qui ne sont autres que les éléments consti-tutifs de l'ossature.

Parmi les substances végétales, le froment

l'orge, l'avoine, le riz, le maïs, la pomme de terre, la carotte, le chou, le navet et la betterave, conviennent bien aux chiens. Il ne s'agit que de savoir s'en servir.

La farine de froment est, de toutes, la plus nutritive. Les grands chiens blancs du Roy, si célèbres dans les fastes de la Vénerie royale, ne mangèrent jamais que du pain de froment, et, comme santé, vigueur, fonds, ils étaient des plus remarquables, puisqu'ils chassaient en toute saison et ne manquaient jamais leur cerf. Mais, de cela, il ne faut pas conclure que le pain de froment est le *nec plus ultra* pour nourrir une meute. Que, par tradition, les veneurs qui servaient à la Vénerie Royale, et qui certainement n'étaient pas les premiers venus, aient continué ce mode d'alimentation, c'est leur seule excuse ; car, il n'est pas douteux, pour tout homme de chasse pratique, que le défaut de substances animales, trop longtemps prolongé, n'ait été, en grande partie, une des causes de la dégénération de ces magnifiques et excellents chiens qui étaient les premiers du monde pour courre le cerf. En un mot, pendant une longue période d'années, cette race a vécu sur elle-même et peu à peu elle s'est usée.

La farine d'orge est excellente également. Toutefois, elle est moins nutritive que celle de froment, mais plus rafraîchissante. En raison de cette dernière qualité, et aussi, vu son prix sensiblement inférieur, elle est, avec justice, de l'usage le plus répandu. Et, il faut qu'elle ait des vertus réellement supérieures sur l'économie du chien, car j'ai vu des vautraits, pour l'entretien desquels il était impossible de se procurer de la viande, chasser, durant plus de six semaines, sans que les chiens accusassent du dépérissement ou la perte de leur énergie.

La farine de seigle est trop laxative pour constituer une bonne nourriture. Elle dévoie les chiens, et, par conséquent, ne saurait leur être profitable.

La farine d'avoine est parfaite, surtout pour parachever la condition des chiens, mais, il faut savoir en user. Elle est peu économique d'abord, ensuite, donnée seule, elle est très échauffante. On doit donc l'additionner largement de légumes.

Quant aux farines de maïs et de riz, mélangées par parties égales, elles forment aussi une bonne nourriture pour la morte saison, quoique le riz ne remplace jamais le pain d'orge. Mais, enfin, il est sain et suffisant pour les chiens auxquels on ne demande aucuns efforts.

Il faut user modérément de la pomme de terre. L'alcool, que cette racine contient, dispose facilement les chiens aux éruptions cutanées, et il ne faut pas s'en servir plus de deux fois par semaine. On la donne cuite et mélangée à la soupe.

Quant aux choux, carottes, navets, poireaux, épinards, oseille, ils peuvent être servis abondamment aux chiens. En dehors de leurs qualités rafraîchissantes, ils donnent bon goût à la soupe et excitent l'appétit.

Pour bien nourrir où plutôt maintenir en bon état les chiens, le premier point est donc de connaître les effets, sur l'économie animale, des substances alimentaires que l'on emploie, c'est-à-dire leur valeur nutritive. N'oublions jamais que la nourriture forme le sang qui, lui-même, fait les muscles, les tendons. Elle doit donc être justement appropriée à la nature de l'animal, à la vigueur ou à la débilité de sa constitution et réglée d'après une diététique intelligence et judicieuse.

La préparation de la nourriture exige des soins et de l'entente pour être à la fois économique et avantageuse.

Le pain doit être très cuit, fait en minces
et grandes galettes de huit à dix kilos au
plus. Il faut qu'il soit toujours bien rassis
avant de s'en servir. Aussi, sera-t-il taillé
vingt-quatre heures à l'avance, pour lui
donner le temps de se mieux ressuyer,
d'être moins *frais*. Le pain très rassis, seul,
tient au ventre des chiens et leur profite
bien davantage que le pain frais qui passe
trop vite dans leurs intestins, et, par conséquent, nourrit moins. Je n'ai jamais oublié ce propos du marquis de M***, au dé-
coupler de ses braves chiens sur la voie
saignante d'un grand loup, alors qu'ils allaient courre de concert avec deux meutes
venues pour se mesurer avec eux. « *Maintenant* — me dit-il, en enfourchant sa jument de pur-sang — *nous allons voir à
l'œuvre les chiens qui ont du pain dur dans
le ventre et ceux qui n'ont que de la bouillie!* » L'intrépide et fin chasseur de loups
avait raison. Au bout de deux heures de
chasse, en prenant du pays, les chiens *au
pain dur*, s'en allaient facilement en tête,
rang qu'ils conservèrent toute la journée!
Il est vrai, qu'au chenil du marquis, le pain
était cassé parfois à coups de hachette avant
d'être arrosé de bouillon.

Maintenant, il en est du pain comme de l'avoine. En juin, cette dernière fermente et acquiert une force particulière qu'elle perd ensuite. Le pain fermente également pendant juin, juillet et août, selon que ces mois sont plus ou moins chauds, et, le pain le mieux fait, le plus sec, tend à se charger rapidement de moisissures qui sont un poison pour les chiens. C'est alors qu'il ne faut boulanger que juste pour la consommation ou se servir du riz qui, mélangé aux légumes verts, constitue pour la morte saison, une excellente nourriture.

Les chiens acceptent également de se substanter avec les *biscuits* de fabrication Française ou Anglaise, lesquels rendent surtout de grands services aux meutes en déplacement, dont l'alimentation au pain ou à la viande est souvent chose impossible, vu la difficulté de se procurer ces éléments en quantité suffisante, dans les localités où les équipages passent ou bien séjournent.

Pour les amateurs et les chasseurs n'ayant que quelques chiens, je recommanderai l'usage du pain dit *de munition*, excellent pain dont certains boulangers ont la fourniture dans les villes à garnison ; car, n'a pas qui veut du pain d'orge, et, à moins de convenir d'un approvisionnement de quelque importance, il est plus difficile, qu'on ne le croit, de s'en procurer.

Dans ce cas, l'usage des farines, du riz, est d'un grand secours. On les fait épaissir dans du bouillon et on y ajoute, soit des issues de boucherie, soit des légumes. On mesure la quantité nécessaire à la nourriture de chaque chien, selon sa taille, mais surtout d'après son état. La farine ne doit pas cuire plus d'un quart d'heure. Quant au riz, chacun sait que, plus il est crevé, plus il est assimilable ; mais, sa cuisson demande du soin quand on la fait par grosse quantité, car, si des grains roussissent, au fond de la chaudière, cela suffit pour donner à toute la provision une odeur qui dégoûte les chiens ; en un mot, cela sent le *brûlé*. En général, dans ces mélanges de diverses substances, l'œil est bon juge pour décider si le tout est d'une consistance suffisante pour être retiré du feu à temps.

Quant à la cuisson des légumes, tels que pommes de terre, choux, navets, carottes, poireaux, etc., elle n'exige pas plus de 40 minutes sur un bon feu. Mais, avant d'être jetées dans la chaudière, ces substances doivent être bien nettoyées, gratées au couteau pour les débarasser de la terre restée à leurs racines, puis coupées par morceaux, de même grosseur que le pain, afin que la cuisson en soit plus complète et plus rapide. Enfin, je conseille beaucoup de les assaisonner.d'*une* poigné de gros sel pour *trente* chiens. Le sel n'est pas et ne peut pas être, quoique on en ait dit, un condiment nuisible aux chiens quand on sait s'en servir, c'est-à-dire, par petites quantités et surtout pour la préparation des légumes. Bien au contraire, il excite à la production des sucres gastriques et combat le développement des vers dont tant de chiens sont affectés, ce qui est dû, en grande partie, à l'absence d'aliments convenablement salés.

C'est un principe également applicable à l'entretien de tous les chiens, soit en meute, soit par quelques couples, que la nourriture doit toujours être épaissie à point. Quant la *mouée* ou la soupe est à l'état d'une bouillie par trop liquide, les fonctions de l'estomac et des intestins sont tellement facilitées que l'économie ne s'assimile par les parties nourrissantes des aliments qui devraient l'enrichir ; en un mot, l'animal ne profite pas de sa nourriture autant qu'il le devrait. Aussi est-ce à cette manière débilitante de nourrir des meutes qu'il faut attribuer le manque d'état et surtout le peu de fonds que l'on remarque chez de jeunes comme chez de vieux chiens.

Pain, viande, légumes, pour être bien amalgamés, doivent être coupés en menus morceaux, mais non si menus qu'ils puissent aisément tourner en purée.

La division des substances est extrêmement importante pour que chaque chien soit assuré de prendre la quantité de nourriture qui lui revient de droit. Autrement, les gros morceaux appartiennent aux plus voraces qui ne se font pas faute de les ramasser prestement, sur toute l'étendue des auges, au grand préjudice de leurs camarades. C'est là un point, en général, trop négligé des hommes d'équipage, et sur lequel j'appelle l'attention des veneurs qui s'étonnent parfois de voir, ayant même nourriture, des chiens trop haut et des chiens trop bas d'état.

Il est sain pour les chiens de mettre des os dans la soupe, mais seuls des os tendres, spongieux, tels que ceux de pieds de veau, osselets qui ne se brisent pas en biseau et,

par conséquent, n'exposent pas les chiens à
des accidents ou perforations de la voûte du
palais, de la gorge et des intestins. Mais il
est bien entendu que les os doivent être
impitoyablement proscrits des mouées dont
sont nourris les chiens vivant en commun
et en grand nombre, d'abord parce que la
voracité avec laquelle ces animaux se remplissent les exposerait certainement à des
accidents, ensuite parce que les os sont d'i-
névitables sujets de querelle entre eux.

Je ne saurais trop conseiller, pour les
chiens d'appartement, de préparer leurs repas avec des tranches de pain ayant plus de
croûte que de mie et qui auront préalablement trempé pendant quelques heures dans
du lait. Ces charmants petits animaux, auxquels maîtres et maîtresses accordent souvent une très vive affection, ont particulièrement besoin d'avoir l'estomac et les intes-
ins tenus au frais. Toutes les viandes blan-
ches, dont la fibre est tendre, leur conviennent bien mieux que le foie de veau dont on
les bourre, par tradition de concierge, ainsi
que des chats. Il est très sain d'adjoindre à
leur pâtée, aussi souvent qu'on le peut, les
cartilages et les abouts d'os de poulets, les débris mucilagineux des pieds de mouton, etc.

Quant à la distribution de la nourriture,
elle doit être faite à heure fixe pour tous individus de l'espèce : c'est le seul moyen de
rendre l'appétit aux chiens délicats, à ceux
qui se nourrissent mal et surtout de faire la
croissance des jeunes chiens rapide et régulière. Or, qu'on ne l'oublie pas, c'est à la
croissance irrégulière du jeune chien que
sont dus les plus graves accidents de la maladie qui atteint la plupart des sujets. Le
développement général de l'individu ne s'o-
père jamais sans des secousses profondes
qui atteignent tels ou tels de ses organes, et
si, dans les étirements des tisssus les plus
intimes, le foyer d'où s'échappe la vie four-
nit trop ou trop peu, les rouages de la ma-
chine se détériorent ou se cassent et les
complications mortelles apparaissent bientôt.

Pour bien nourrir les chiens, il faut, à
mon avis, qu'ils fassent deux repas par jour.
Un seul ne suffit pas, et vingt-quatre heures
sont un trop long espace de temps pendant
lequel l'estomac reste vide. C'est à cette in-
occupation prolongée de l'organe qu'il faut
attribuer, particulièrement chez les chiens
de luxe, l'odeur fétide qui s'échappe de leur
gueule dès que et même sans que vous la

leur teniez ouverte. Ensuite, outre qu'elle est hygiénique, cette mesure est de précaution. En effet, le premier symptôme de toute affection chez le chien est le dégoût de la nourriture. En lui offrant régulièrement, matin et soir, une provende quelconque, on peut juger de suite s'il est bien portant ou malade, et, dans ce dernier cas, il faut agir sans perte de temps.

Dans les équipages bien tenus, le premier repas des chiens a lieu, le matin, après que le service du chenil et le brossage des chiens ont été faits. Il consiste, l'été, soit en pain sec, soit en pain mélangé avec du lait caillé, ce qui leur est extrêmement sain. Le pain doit être cassé et coupé en menus morceaux, comme pour préparer la mouée, à la quantité de 200 à 250 grammes par tête et selon la taille. L'hiver, ce repas peut être également composé de pain sec ; mais, en raison de la saison qui donne toujours plus d'appétit aux chiens, la bonne mesure pour les chiens d'ordre est de 300 grammes par tête. Les jours de chasse, les valets de chiens, amoureux du métier et soigneux des chiens, savent toujours s'arranger de manière à conserver de la soupe pour en donner, le lendemain matin, aux bons chiens qui ont beaucoup fatigué la veille, et ils la leur donnent tiède. Cela les réconforte.

La *mouée* ou la soupe est le second et le plus important repas de la journée. On la donne le soir ; mais avant de permettre aux chiens de s'approcher des auges, on doit s'assurer avec la main si elle est tiède, car chaude elle est pernicieuse : d'abord, elle cuit les papilles nasales et détruit toute délicatesse d'assentiment chez les chiens ; ensuite, ceux qui sont gloutons peuvent se faire des brûlures qui déterminent des inflammations du conduit digestif toujours longues à disparaître, dont on ne se doute généralement pas, et qui compromettent pour longtemps la condition d'un chien.

Mais, s'il est fort important de donner, à une meute, la mouée à heure fixe et régulière, pour le bon état des chiens, il faut bien se garder de la donner de trop bonne heure, durant la saison des chasses, parce que nul veneur ne peut affirmer ce que sera la défense d'un animal et le temps qu'elle peut durer. Dès que l'estomac est habitué à recevoir sa provende, à une certaine heure, cette heure passée, il travaille douloureusement, s'il est vide. Il y a défaillance. C'est un fait physique que nous

avons toujours éprouvé et qui est particulièrement sensible au milieu d'un exercice
violent, alors que des efforts incessants sont
nécessaires. Telle est la raison pour laquelle
les chiens baissent de pied ou mettent bas
si facilement sur le soir quand, bien souvent, il leur suffirait d'un dernier élan pour
qu'ils enlèvent leur animal sur ses fins !

En résumé, tout propriétaire de chiens,
jaloux avec raison de leur santé et de leur
bon état, peut, à l'aide des substances alimentaires si variées que ces animaux acceptent, constituer facilement un régime
qui les entretiendra toujours en bonne
condition. Seulement, pour le bien composer, qu'il n'omette jamais de consulter le
tempérament des individus, sans perdre de
vue le plus ou moins de travail qu'il est
à même de réclamer d'eux.

Ainsi, il va de soi qu'en droit cours de
saison, les chiens ayant à supporter les
plus sérieuses fatigues — surtout les chiens
en meute qui font une dépense excessive
d'énergie vitale pour forcer un animal en
luttant avec lui de train et de fonds — doivent recevoir une nourriture aussi substantielle qu'abondante, en un mot, riche des
principes les plus nutritifs.

Au contraire, la saison des chasses finie,
il est indispensable, pour la santé des
chiens et la durée de leurs bons services,
qu'ils soient moins nourris, c'est-à-dire
que les substances rafraîchissantes, que le
laitage — dont je ne puis dire trop de bien
— entrent pour beaucoup dans la préparation de leur nourriture. Mais encore, souvenons-nous que tout changement de régime, trop brusquement opéré, surprend
les intestins et se traduit invariablement
par une perte d'état plus ou moins sensible
chez l'animal.

N'est-ce pas dire que tous les chiens qui,
soit par la nature des services demandés,
soit par le propre de leur vie, sont forcément oisifs — depuis l'énorme chien de
garde, sombre sentinelle veillant, jour et
nuit, sur nos habitations, jusqu'au minus-
cule et pimpant chien d'appartement, hôte
élégant des boudoirs tendus de satin capi-
tonné — exigent, pour se bien porter, l'un,
un régime aussi nutritif que rafraîchissant,
l'autre, une nourriture légère, fraîche, sous
peine de voir le premier, en proie aux violentes démangeaisons du rouvieux, se dé-
mener lamentablement comme un galérien
dans sa casemate, et le second, sa robe

deshonorée de plaques rouges et veuves de poil, faire couler bien des larmes des plus beaux yeux !

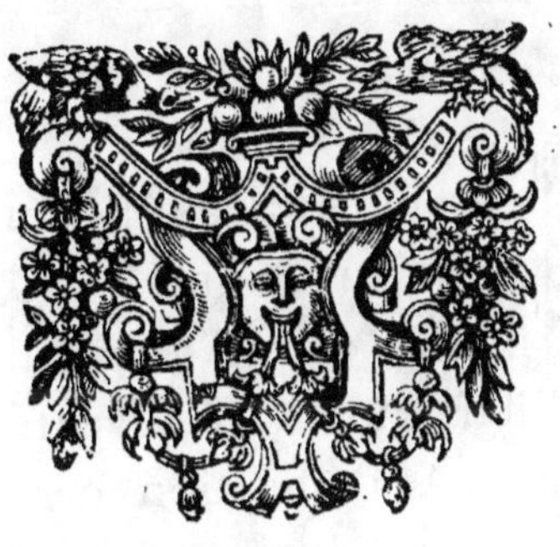

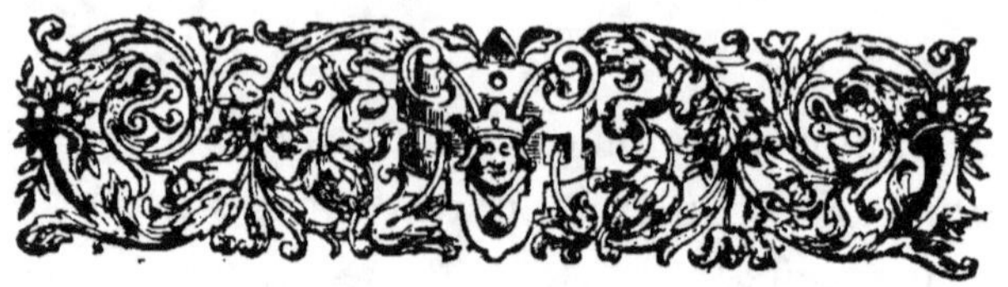

CHAPITRE IV

DES SOINS DE LA MAIN

Il est bien peu de chevaux auxquels ne soient donnés les soins de la main; en revanche, il est bien peu de chiens qui les reçoivent. Singulière négligence ! A l'exception des équipages où, chaque jour, le devoir du chenil comprend le pansage à fond des chiens, la plupart de ces animaux ne jouissent des bienfaits du brossage que lorsqu'il leur est donné de se rouler sur de la paille fraiche. Alors, voyez-les, s'ils sont heureux !

Pour moi, le chien a besoin d'être pansé autant que le cheval. En effet, nous le caressons bien plus souvent que ce dernier, et sur la tête et sur les flancs. Puis, ne vient-il pas, à tout instant, se placer affectueusement à nos côtés ? Si le pauvre animal est privé des soins de propreté les plus ordinaires, regardez votre main, sentez-la et jetez les yeux sur votre pantalon. Outre une odeur pénétrante de vieille graisse rance, vous apercevrez facilement, à fleur de peau de votre paume, une teinte d'un noir crasseux répétée avec une fixité désespérante sur les *couloirs* de votre *inexprimable*. Aussi, Madame ou Mademoiselle de s'écrier : « *Stop*, va-t-en ! Je t'aime bien, mais tu sens trop mauvais ! » Et l'infortuné *Stop* de s'en aller tout honteux... pour son maître de se voir si mal accueilli. C'est, ma foi, bien autre chose, si vous pénétrez dans un chenil où les chiens, selon le dire imagé des loustics de vénerie, sont *pansés à coups de fourche !* Oh ! alors, en cinq minutes, c'est un vêtement pour toujours infecté et souvent perdu !

Vous le voyez donc bien. De toute nécessité, il faut, au chien, le pansage qui non seulement le fait propre, à peu près inodore, mais qui a le précieux avantage d'agir sur les pores de la peau et d'entretenir la santé en excitant, chez lui, la circulation générale.

Le cuir du chien, en raison de sa texture, n'est jamais aussi garni de crasse que la peau du cheval. Et, c'est grand dommage pour le chien, parce que d'abord on se verrait forcé de le nettoyer plus régulièrement; ensuite, parce que son économie est privée ainsi d'une évacuation naturelle qui, *purifiant* le sang, rendrait l'animal moins sujet aux éruptions cutanées dont il est si souvent affecté.

Le chien sue, comme en témoigne l'odeur *sui generis* que sa robe exhale; mais, chez lui, la perspiration est tellement insensible qu'elle justifie ce propos que nous avons tous entendu : *le chien sue par la langue.* Cependant, j'ai vu une seule fois, il est vrai, la sueur perler en abondantes gouttelettes au poil d'une chienne pointer à laquelle j'appliquais le cautère rouge cerise, après excision de polypes bien mal placés aux parties naturelles.

Je n'hésite pas à affirmer également que, pour la santé des chiens, le pansage vaut l'exercice dont ils sont souvent privés, surtout par les mauvais temps. Non seulement il les préserve des affections éruptives, leur donne bel air, mais il leur procure un tel bien être qu'ils le réclament d'eux-mêmes quand le brossage fait partie invariable de leur hygiène. Que de fois ai-je vu les chiens, autour de l'homme armé de sa brosse, se presser à qui passerait le premier sous sa main !

Une brosse de chiendent, une éponge un peu rude, un torchon de grosse toile et une paire de ciseaux, tels sont les instruments nécessaires pour le pansage des chiens. Ils devront être ramassés dans une musette placée en lieu sûr, seul moyen pratique de ne point les égarer ou de ne point les laisser traîner de côté et d'autre, négligence toujours coûteuse et souvent dangereuse, car non seulement les jeunes chiens ne manquent pas l'occasion de mettre brosse et torchon en pièces, mais encore ils sont très enclins à défaire et à avaler l'éponge. Or, cet accident peut avoir des suites mortelles pour ceux qui en ont dégluté, et, dans ce cas, il n'est d'autres remèdes que le confinement immédiat et le régime au pain sec, *sans une goutte d'eau*, pendant vingt-quatre heures.

Le pansage du chien — comme celui du cheval — demande une main leste, habile, et doit être fait avec méthode.

L'homme, chargé de ce soin, adoptera une place, à l'abri de la pluie, et où sera installé, à demeure, un large billot de 0,40 centimètres de hauteur sur lequel le chien, appuyant ses deux pieds antérieurs, sera facilement pausé, tout en épargnant, à celui qui le brosse, la fatigue d'être courbé en deux pour l'avoir mieux sous la main. C'est là que doit se faire, tous les jours, le pansage et non de côté et d'autre, sans quoi les chiens ne sont ni tranquilles ni attentifs le temps qu'il dure.

Au moyen de la brosse de chiendent, on nettoie le poil et le cuir, en commençant par la tête. Un homme habile, bien au courant de la besogne, est doux envers les chiens, et, de plus, il a la main légère et adroite pour ne pas offenser, des brins de la brosse, ni les yeux, ni les paupières, sans quoi l'action de cet instrument sur la tête, partie du corps toujours garnie du poil le plus fin, serait douloureuse ou irritante. Dans ce cas, le chien cherche tout naturellement à s'y soustraire, et, par la suite, devient difficile au pansage.

Après la tête et les oreilles, il brossera le cou, le poitrail, les membres antérieurs et examinera les pieds. Puis, il passera au coffre et terminera par les quartiers postérieurs, toujours en brossant dans le sens du poil et non à l'encontre, ce qui le casse et lui ôte tout brillant jusqu'à son renouvellement. Parfois, la robe du chien est souillée d'une boue tellement adhérente qu'elle se détache difficilement sous la brosse ; alors, la main doit agir énergiquement, en travers du sens du poil et jamais à rebrousse-poil.

Si, sous le coup de brosse, le chien se dérobe ou se plaint, il faut chercher à découvrir, soit en pesant de la main, soit en relevant légèrement le poil, la partie du corps où l'action de la brosse ne peut être endurée sans douleur. Ou l'animal souffre d'une dentée sourde, blessure qui donne souvent lieu à la formation d'un petit abcès qui, une fois débridé au bistouri, se panse et se guérit avec des lotions de vin aromatique, ou bien, il est blessé d'une épine restée dans les chairs. Il faut alors l'extirper adroitement, à l'aide des ciseaux dont on se sert en guise de pinces, ou, mieux encore, au moyen du bistouri, en élargissant un peu la piqure. Enfin, le chien peut être attaqué d'une maladie cutanée. Dans ce dernier cas, on examinera avec soin la partie où le poil est piqué, c'est-à-dire *terne et raide*. La surface du cuir est-elle noire, comme poudrée de suies, sale, enflammée et surtout parsemée de petites excoriations sanguinolentes ? En présence de ces signes ordinaires d'une affection plus ou moins graves de la peau, on séparera de suite le chien pour prévenir la contagion, toujours redoutable en raison directe de l'agglomération des animaux ; puis, il sera conduit à l'infirmerie, où il suivra le traitement nécessaire jusqu'à parfaite guérison.

Après la brosse de chiendent viendra l'éponge, qui ne doit pas être pleine d'eau, mais légèrement trempée dans l'eau, puis tordue, de sorte qu'elle soit seulement humide.

Après avoir lavé le museau et les yeux, après avoir remarqué si les conjonctives ne sont point enflammées — signe de l'irrégularité de la circulation du sang, — si les gencives ne sont point pâles — indice de fatigue et d'anémie, — le valet de chiens renversera les oreilles, lavera leurs faces internes et s'assurera si leurs bords ne sont point attaqués d'excoriations folliculeuses, début du chancre externe.

Cela fait, il passera rapidement l'éponge par tout le reste du corps et, saisissant son torchon de grosse toile, il donnera le dernier coup de main par un massage énergique toujours dans le sens du poil, ce qui fera la robe du chien parfaitement nette et luisante et, lors de la mue, activera la chute du poil mort.

Durant les chaleurs, le pansage à l'éponge, largement trempée dans un seau d'eau vinaigrée, procure un grand bien-être aux chiens, et, en même temps que cette lotion à l'acide acétique est fort assainissante, elle les préserve des attaques insupportables de la mouche.

Enfin, le pansage se terminera par le pansement des dentées et autres blessures ordinaires dont les chiens sont rarement exempts. Après les avoir nettoyées de la suppuration, les parties vives seront, en été, enduites de teinture d'aloès ou de coloquinte, afin de garantir les plaies de la mouche, qui parfois y dépose ses œufs.

Souvent, entre les plis de la gorge, sous les coudes ou bien à l'intérieur des cuisses, apparaissent, chez plusieurs chiens ayant même banc, des rougeurs qui témoignent de l'échauffement du sang, chose fréquente parmi ceux qui, vivant en commun, sont logés à l'étroit ou dont le lit n'est plus que paille en miettes. Dans ce cas, il suffit de passer de suite ces animaux au sulfure de potasse, sans qu'il soit nécessaire de les confiner à part.

Dans une cuve en bois — qu'il est bon de consacrer spécialement à cet objet — on délaiera, dans de l'eau chaude, des cristaux de sulfure jusqu'à ce que l'eau soit d'une teinte jaune cuivre ; puis, on y placera le chien sur ses quatre pieds, et, à l'aide d'une éponge, on l'y baignera largement, surtout aux parties affectées. L'opération faite, on le séchera avec grand soin.

Autant que possible, il faut procéder à ce lavage par un temps chaud, ou, pour le moins, très doux ; car, si le bain est chose saine pour le chien, c'est à la condition qu'il sera ressuyé à fond. L'éponge et le torchon absorbent évidemment une bonne partie de l'eau qui le mouille, mais l'aide du soleil est précieuse pour le sécher entièrement. L'hiver, une flambée peut, à la rigueur, remplacer l'astre absent pour les chiens de garde, de chasse, mais les chiens d'appartement qui appartiennent, en grand nombre, à des races d'une délicatesse singulière de tempérament, tels que *Bichons de la Havane*, de l'*Ile de Malte*, *Toy-terriers*, etc., il est indispensable de déterminer, après le bain, une réaction.

En conséquence, après avoir eu soin de les rincer avec de l'eau plus chaude que celle du bain, on les frottera rapidement pour les sécher le mieux possible ; puis, sans attendre le frisson, ils seront enveloppés dans une chaude couverture et placés près d'un bon feu où ils seront tenus jusqu'à ce que, au toucher, le poil soit absolument sec. Il faut avoir possédé des chiens de ces petites races qui sont, en général, animaux d'un très grand prix, pour avoir une juste idée de la susceptibilité de leur organisme, et particulièrement de la sensibilité de leur appareil respiratoire. Aussi, pendant l'hiver, doivent-ils être toujours vêtus dès qu'ils sont menés au dehors, sans quoi la fluxion de poitrine fait, parmi eux, bien des victimes.

Il va de soi que tous les chiens atteints d'éruptions cutanées, si anodines qu'elles soient à leur début, doivent être purgés et soumis à un régime rafraichissant et altérant, c'est-à-dire composé principalement de petit lait, de lait caillé, avec addition d'une pincée de fleur de soufre. La soupe maigre est de rigueur. Pas de viande, pas de sucre.

Il doit être un chien bien logé, bien

nourri, bien pansé, celui qui est servi, comme entrée ou rôti, sur la table des Mandarins les plus authentiques du Céleste Empire !

Dans notre vieille Europe — où le chien n'a nuls débouchés culinaires — bon gîte, bonne soupe et propreté seraient son hygiène incomplète et mauvaise.

Pour être à la hauteur du rôle multiple qu'il remplit auprès de nous, il lui faut des qualités d'un ordre très supérieur que peut seul créer et entretenir le fréquent exercice de ses facultés physiques et intellectuelles.

La promenade ou l'*ébat* est donc indispensable au chien, quelque service qu'il ait à nous rendre ou même quand nous n'en attendrions aucun de lui.

L'exercice, en effet, en débarrassant les intestins, en excitant toutes les sécrétions, assure la santé et prévient bien des maladies dont l'inaction ou le repos trop prolongé est la véritable source. Mais ce ne sont pas là seulement ses plus précieux bienfaits. Devenu un travail régulier, l'exercice vivifie le sang, fortifie les poumons, durcit les muscles, grossit les tendons, les assouplit par leur jeu répété ; en un mot, il est un des premiers moyens de la régénération des races.

Il serait bien à désirer que tous les propriétaires de chiens se pénétrassent de cette vérité; car ce serait le progrès assuré pour toutes nos races.

Il ne faut jamais perdre de vue que le chien est éminemment sociable, qu'il aime à se trouver auprès de son maître pour recevoir et exécuter ses ordres. Il est très jaloux de ses caresses. Le tenir dans un confinement absolu, c'est donc rabaisser son intelligence, dénaturer ses plus aimables qualités, en d'autres termes, c'est l'abrutir !

De plus, aucun être organisé n'a, au même degré que le chien, l'étonnant pouvoir de refaire ses forces aussi vite et aussi complétement que lui, même après les plus dures fatigues. N'est-ce pas dire que la Nature l'a fait tel en vue du mouvement et l'a doué d'une activité de sang tellement merveilleuse que l'homme peut en user largement et même en abuser !

Le manque d'ébat ou d'exercice — c'est ma conviction bien arrêtée — a été pour beaucoup dans la dégénération de la plupart de nos races. C'est au défaut de travail régulier qu'il faut attribuer cet alourdissement du sang, cette musculature atrophiée, cet épaississement lymphatique de la peau, cette forme défectueuse des pieds, dont témoignent nombre de sujets, chiens d'ordre, d'arrêt, de garde, etc. Malheureux êtres qui vivent emprisonnés, enchainés, et cela pendant des mois entiers.

Au contraire, le chien, dont la race a été entretenue au moyen de l'exercice régulièrement pris, se montre gai, vif, remuant, nerveux. Son poil est frais, brillant et surtout la peau est intimement liée à la chair et il a le pied bien fait.

Du reste, la meilleure preuve que l'exercice fait, en quelque sorte, partie intégrante du chien, c'est que, s'il en est privé dans le bas-âge, l'étiolement, le rachitisme envahissent rapidement son individu et ne lui permettent pas de s'élever. C'est dans leurs jeux continuels, en effet, que les jeunes chiens se développent en taille, se fortifient et surtout se font les pieds. De l'ébat et encore de l'ébat! telle est donc la condition *sine qua non* pour faire de beaux et vigoureux chiens.

Le cheval marche, mais le chien se promène. En liberté et au dehors, les qualités morales aussi bien que les qualités physiques de ce dernier sont sans cesse en jeu ;

et, pour le maître qui l'accompagne, n'est-ce pas chose intéressante que le voir agir, abandonner ou reprendre une idée, se souvenir d'une défense qui lui a été faite, venir solliciter une caresse ou un ordre.

Pour nos meutes, l'exercice est reconnu de si haute importance que, dans les grands équipages, elles ont un ébat où, pendant certaines heures de la journée, les chiens peuvent librement se promener. C'est un vaste préau, d'ordinaire attenant au chenil, clos de tous côtés et dont l'enceinte est partie pavée, partie sablée et partie gazonnée, afin que les chiens puissent, à volonté, se coucher au sec, au frais et prendre du vert.

Je suis lié d'amitié avec un maître d'équipage qui, lui, a poussé les choses plus loin, tellement il est soucieux de voir ses chiens prendre de l'exercice pendant la morte saison! Il est vrai que c'est un fervent du culte de Saint-Hubert s'il en fut jamais, celui-là !

Au centre du vaste préau entouré de murs qui est consacré à sa meute — forte toujours d'au moins trente ou quarante couples de chiens — il a fait installer une estrade comme pour un orchestre. La hauteur du plancher est celle des murs. Deux escaliers pleins en facilitent l'accès aux chiens, et, au milieu de l'estrade est un bassin d'un mètre de large dont l'eau sans cesse est jaillissante. Il faut l'avoir vu pour croire ce que la curiosité de regarder la campagne et le besoin de laper de l'eau bien fraiche fait faire de chemin aux chiens! c'est un perpétuel va-et-vient entre ceux qui montent, qui descendent ou qui se couchent ou s'élèvent sur leur charmant belvédère. On n'est pas plus pratique !

Mais, celles de nos meutes qui n'ont à leur disposition que les modestes cours de leurs chenils doivent, chaque jour, être menées à l'ébat, c'est-à-dire promenées, les hommes d'équipage, soit à pied, soit à cheval.

Au printemps, les chiens vont à l'ébat dans la matinée ou dans l'après-midi, selon que le temps est plus ou moins favorable ; car il est parfaitement inutile de les exposer à n'avoir pas un poil de sec sur le corps et à ce qu'ils se crottent comme des égoutiers. Pour les sécher et pour les nettoyer, ce n'est pas si mince besogne que cela ! Mais, en été, l'ébat est toujours de grand matin pour éviter la chaleur, la mouhe, les reptiles, etc.

Le lendemain des chasses — si dures qu'en aient été les fatigues —les chiens qui n'ont pas été blessés ou ne sont pas aggravés — seront promenés au moins pendant une heure, c'est le meilleur moyen de rendre la souplesse à leurs jambes parfois un peu raides et de faire qu'ils se vident.

Au temps des grandes ardeurs de l'été, il est très salutaire pour les chiens de les faire baigner dans une eau courante, peu profonde, et de les y laver, de temps en temps, à la brosse de crin et au savon noir. Dans ce but, il faut faire choix d'un gué ou d'un ruisseau, à proximité d'une prairie sur laquelle, au sortir de l'eau, ils puissent aller se rouler dans l'herbe et s'y ressuyer. On les y mène ensuite à l'ébat, dès que le soleil a pris de la force, pour qu'il les sèche.

Ce bain les rafraîchit pour toute la journée. Souvent, des jeunes chiens ont peur de l'eau et refusent d'y entrer; dans ce cas, il ne faut jamais les y jeter par surprise ou avec violence. C'est le moyen de leur faire prendre le bain en horreur, et, il est tels accidents, notamment des destées, dont l'eau courante est le seul moyen de dominer l'inflammation et sauver le blessé de la gangrène, provoquée par la fièvre extrême qui se déclare à la suite.

Pour habituer les chiens à entrer à l'eau d'eux-mêmes, mouillez-les à la brosse, en les tenant sur la rive avec une accouple, caressez-les bien et parlez-leur en ces termes : *Houilleau! Fortuneau, houilleau!* Bientôt, ils iront seuls.

Enfin, la promenade ou l'ébat, outre son importance pour la santé des chiens, l'entretien de leurs races, est un moyen de les assouplir, de les rendre plus attentifs à la voix de l'homme et de développer leur intelligence. Propriétaires et chasseurs, promenez donc vos chiens. Qu'ils fassent, chaque jour, de l'exercice. Demandez-leur du travail. Vous serez amplement récompensés, d'abord en les voyant sains, robustes, joyeux, et, de plus, en chasse, vous reconnaîtrez, en maintes occasions, que ce n'est point là du temps perdu. Et vous, Mesdames, gênez-vous un petit peu pour les gentilles et intelligentes petites bêtes qui reposent sur vos genoux ou sous vos édredons de satin ! N'hésitez pas à profiter de la sécheresse du sol, d'un rayon de soleil, pour descendre de vos voitures et faire s'ébattre vos aristocratiques favoris. Vous n'en serez que plus jolies, après avoir respiré, en marchant, le grand air qui est si vivifiant, et ces promenades vous épargneront le chagrin de voir vos chiens — les plus fortunés de l'espèce! — condamnés, par des empiriques, aux potions, embrocations, purgations, etc., tous remèdes qui pourraient bien n'aboutir pour vous — tant ces charmants petits animaux vous sont chers! — qu'à la plus sincère des désolations!

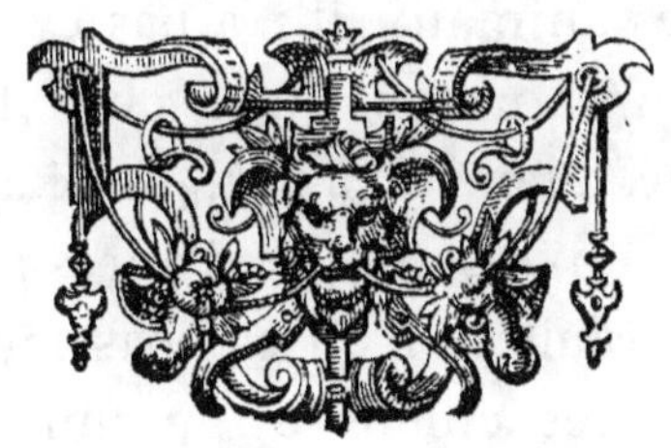

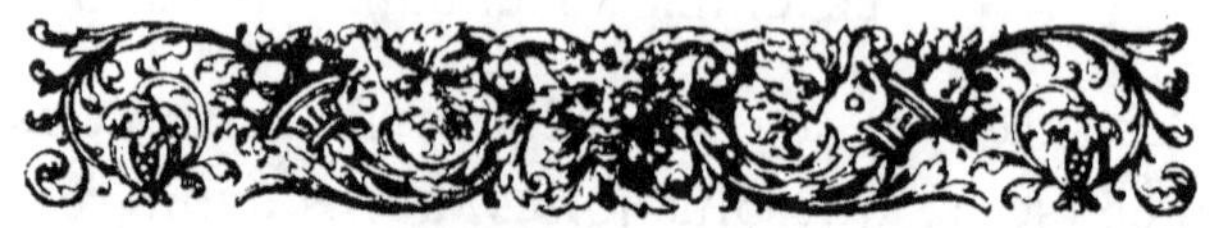

CHAPITRE VI

DU SERVICE DU CHENIL
OU DU DEVOIR

E service du chenil ou *le devoir* — selon le dire des hommes du métier — joue un rôle capital dans l'entretien des chiens.

Chez le propriétaire d'un ou deux couples de ces animaux, il n'a pas évidemment la même importance que chez le maître d'équipage, bien, qu'à part les détails d'exécution, il doive se régler d'après les mêmes principes. Mais il n'en est pas moins vrai que, pour les chiens du premier comme pour ceux du second, il offre mêmes avantages, en assurant chaque jour leur santé, partant leurs bons offices et surtout en contribuant beaucoup à développer, chez eux, la compréhension et l'exécution des ordres.

En effet, il ne faut jamais oublier que, sans la soumission, les plus brillantes qualités d'un chien ne sont que trop souvent stériles pour son maître. C'est bien autre chose, quand il s'agit de manœuvrer avec une meute, même celle qui ne compte que six ou huit couples ! Oh ! ce serait du joli, sans la discipline imposée aux chiens ! On peut donc affirmer que, sans le service du chenil qui, à tout propos, met en rapport hommes et chiens et rompt ainsi ces derniers à l'exécution des ordres donnés, il serait absolument impossible de chasser. Bien plus, au dehors, les chiens n'écouteraient rien et les veneurs n'en seraient plus maîtres ! Or, il ne faut pas se dissimuler que ces animaux en nombre quelconque, s'ils sont indisciplinés ou pillards — ces deux défauts font la paire — constituent les plus graves dangers.

Dans nos équipages, le devoir du chenil, régulièrement et bien fait, est, par conséquent, d'une extrême importance. Que dis-je ? C'est la pierre d'achoppement de ces faux hommes de chasse qui confient à tout venant leur dévorante passion du métier et qui n'ont pas la première des qualités pour bien chasser, celle d'aimer leurs chiens, d'être jaloux de leur bien-être. Il est vrai qu'en visitant le chenil remis à leurs soins,

on est à même, au premier coup d'œil, de
les apprécier à leur juste valeur ; mais, il
n'est pas moins équitable de constater, dans
l'intérêt même de leurs camarades et non
leurs semblables, que c'est d'après leur
faire, dont bien des maîtres d'équipage ont
eu à souffrir quelquefois jusqu'à mettre bas,
que s'est accréditée cette opinion aussi erro-
née que regrettable, à savoir : Que la chasse
est un métier de flâneur et de paresseux !

Jamais croyance ne fut plus sotte ni plus
ridicule. Que la profession de *piqueur* ou
de *valet de chiens* soit recherchée de gens
qui s'imaginent, bien à tort, abriter,
sous elle, et leurs défauts et souvent leurs
vices, je n'en disconviens pas ; mais, quelle
profession n'offre pas de pareils débouchés à ces tristes individualités ? En tout
cas, l'*habit ne fait pas le moine*, que je
sache. Et, en dehors de l'activité de l'esprit
et du corps inséparables de l'exercice de la
chasse, en dehors même de ses rudes fatigues et parfois de ses dangers, aucun métier, je le dis bien haut — ne réclame, au
même degré, toutes les qualités qui font
d'un homme un précieux serviteur ; car,
sans compter l'intelligence innée des choses
— apanage de ces veneurs qui tiennent les

premiers rôles dans nos équipages — le devoir du chenil, ce *to be or not to be* des chiens, exige sans cesse, activité, régularité, propreté, économie, en un mot, le jeu constant de toutes les facultés qui attestent chez l'homme le goût profond, l'amour de son métier.

Les lignes qui vont suivre, esquissées à dessein, d'après nature, remettront mieux en valeur, j'en ai la confiance, cette profession qu'offre l'exercice de la chasse, profession calomniée et cependant honorable entre toutes ; car, elle seule admet maître et serviteur à partager le même plaisir, les mêmes succès, les mêmes revers, et, en outre, elle compte des personnalités qui, par leur honnêteté, leur énergie, leur tact et leurs talents justement prisés, ont su se placer plus haut que bien des gens qui occupent, dans notre hiérarchie sociale, des positions prétendues plus élevées.

A vrai dire, l'homme de chasse, celui qui mérite ce titre, est constamment sur pied ; sa vigilance est sans cesse en éveil. Il ne dort jamais que d'un œil et d'une oreille. Durant la nuit, un bruit inusité, la manière dont une querelle s'engage au chenil, le font sauter du lit, passer, en un tour de main, vêtement et chaussures, pour aller vite s'assurer de ce qui l'alarme justement. Ainsi, un accident, un malheur peuvent être évités à temps. Au contraire, loin de se déranger de son repos, il écoute, reconnaît les grondements et les éclats de voix de *Picador* et de *Charbonneau*, deux rivaux qui se montrent facilement les crocs sans jamais s'en servir. Il le sait bien ! aussi, tout au plus, prend-il la peine d'entrouvrir sa fenêtre pour leur parler : *Picador !....* *Charbonneau ! .... hé* ! et tout se tait aussitôt pour rentrer dans l'ordre et se rendormir jusqu'au matin.

Mais, en temps ordinaire, — car les jours de chasse, c'est une autre affaire — notre homme est toujours debout avant la pointe du jour. Ah ! les bons veneurs sont bien les gens les plus vertueux du monde s'il suffit, pour l'être, de voir lever l'aurore ! C'est un spectacle auquel ils assistent chaque matin !

Dans la plupart de nos chenils, il est un principe, en général oublié, méconnu, et, cependant de réelle valeur, c'est la négligence de *la tenue de devoir* chez nos hommes de chasse. Un veneur ne doit pas plus se présenter devant ses chiens qu'un général paraître devant ses soldats revêtu d'un

costume plus ou moins fantaisiste. Il faut
parler aux yeux des chiens et ne pas les
exposer à ne point reconnaître incontinent
celui qui les commande. Avec des meutes
fortes de trente, quarante et cinquante couples, c'est un jeu fort dangereux, et les
hommes le savent si bien que, pour en imposer de suite aux chiens, ils ont soin de
ne se montrer à eux qu'en tenue de devoir
ou de chasse. Mais, outre cette garantie du
parfait maintien de la discipline, un veneur doit avoir l'amour-propre de ne jamais paraître, aux yeux du maître comme
à la vue du premier venu, que sous l'habit
qui le fait ce qu'il est. Au travail, une cu-
lotte de coutil, un tablier ou une veste légère, endossée par dessus un costume de
devoir simple, modeste, suffisent pour le
conserver frais et propre, tout en le mettant à même de se présenter toujours dans
une tenue convenable et de vénerie.

En habit de devoir, le fouet à la main et
la trompe aux lèvres, l'homme d'équipage
entre au chenil pour se rendre de suite à la
chambre de meute. Là, il réclame ses
chiens et de la voix et des tons vibrants de
la fanfare du réveil, ensuite caresse ceux
qui accourent pour lui faire fête, leur parle

et remarque les chiens qui restent sur les bancs, qui ont l'air triste et ne se lèvent pas de suite aux joyeux éclats de la trompe. Puis, il éteint la lampe qui, durant la nuit, a éclairé la pièce, ouvre portes et fenêtres pour renouveler largement l'air, poudre, de sciure de bois, les grenades que les chiens paresseux ont semées par l'aire de leur chambre. Enfin, il continue sa tournée générale en visitant tous les chenils où sont confinés élèves, lices en folies, à terme ou ayant des jeunes sous elles, chiens courants à tir, d'arrêt, etc. En un mot, voir en quel état sont tous les animaux dont l'entretien lui est confié, telle doit être la première occupation de sa journée.

Cette inspection faite, il sait déjà quelles seront, en dehors du service ordinaire, les divers travaux de la matinée, que telles précautions sont à prendre sans retard, que tels soins sont à donner à tels chiens, etc. Car son intelligence est sans cesse mise à l'épreuve par nombre de menus accidents et d'*impedimenta* de toute sorte que personne ne peut prévoir, de même que son attention est tenue en alerte par tels ou tels signes, préludes ordinaires de faits qui se produiront par la suite. Pour sauvegarder sa responsabilité, souvent lourde, il doit donc veiller à tout, prévoir tout, s'assurer de tout par ses yeux, pour être en mesure de faire *un point à temps*, ce qui, comme dit le proverbe, *en épargne neuf*, sans compter que, dans maintes occasions, il lui faut avoir recours à toute sa sagacité pour créer des moyens, imaginer des ressources.

Mais ce ne sont là que menus détails. Attendez ! En jugeant, par le gros, du service que nécessite l'entretien de six ou huit couples de chiens d'ordre, de cinq à six chiens courants à tir, de trois ou quatre chiens d'arrêt et d'une vingtaine d'élèves de ces divers sangs, peut-être tiendrez-vous pour habile et bien méritant l'homme de chasse qui aidé seulement d'un jeune valet de chiens, fait face à ces exigences multiples, tout en allant reconnaître des animaux, tout en faisant le bois, tout en sortant des chiens d'arrêt, tout en chassant à fond.

L'heure est venue de donner à ses élèves et à telle lice qui nourrit et à tels chiens défaits par fatigue ou maladie leur première provende, consistant soit en laitage, soit en mouée préparée de la veille et mise de côté pour eux.

C'est chose faite, et, pendant ce temps,

La Jeunesse a cassé en quantité suffisante le pain sec qui fera le premier repas des chiens.

Tous ces menus soins ont occupé notre veneur et son apprenti jusqu'au moment de prendre eux-mêmes leur déjeuner du matin.

La reprise du service consiste d'abord à faire manger les chiens. Nouvelle occasion de les mettre sous le fouet ou de les exercer à l'obéissance. Les auges contenant le pain et placées au même endroit que celui qu'elles occuperont lorsque, sur le soir, sera donnée la mouée, l'homme de chasse se tient à quelque distance d'elles, puis réclame les chiens pour les ameuter. Bien groupés et les précédant de quelques pas, il les mène vers les auges qu'il enjambe et fait face aux chiens, le fouet levé. En les voyant sou-ples, attentifs au commandement, il leur donne le signal de se remplir en abaissant rapidement le bras et en ces termes : « *Au pain*, mes beaux, *au pain!* »

Prêt à intervenir en cas de querelles — et le pain sec, à moins d'être divisé en me-nus morceaux, y prête bien davantage que la soupe, — il surveille les chiens, durant leur repas, parle à celui-ci qui est trop vo-race, remarque celui-là qui, sans faim, flaire le pain ou le mange du bout des dents. Rien ne lui échappe. Il ne saurait oublier que le manque d'appétit est, chez le chien comme chez le cheval, le premier symptôme d'un état maladif.

Les auges enlevées, notre homme s'apprête à faire le nettoyage de toutes les chambres du chenil. Pendant qu'il y sera occupé, *La Jeunesse* allumera le fourneau, chargera de bois le foyer, d'eau et de viande la chaudière, préparera les légumes, cassera le pain, etc., etc., et ainsi se trouvera en bonne voie de préparation, sans perte de temps, la mouée ou le repas du soir.

Avec les chiens, l'unité du commandement est un point aussi délicat qu'important, et celui à qui appartient la direction du service doit savoir ne s'en dessaisir qu'à propos. Autrement, les chiens ne seraient ni attentifs ni souples. Ayant donc en main son fouet et muni de ses instruments nécessaires : fourches en bois, pelle et balai, notre homme pénètre dans la chambre de meute, commande aux chiens : « *Sortez, chiens, sortez !* » Puis il se met à la besogne avec activité, mais sans rien négliger.

Lever la paille, la renouveler lorsqu'elle est trop cassée, trier celle qui a été souillée, balayer à fond les bancs, puis toute la pièce et la poudrer largement de sciure de bois, afin que celle-ci, s'imbibant de l'urine des chiens, annihile l'odeur si pénétrante des sels ammoniacaux qu'elle contient, tel est, par le menu, le nettoyage au moyen duquel sont rendues propres, saines et ayant bon air, toutes les chambres d'un chenil.

Besogne encore plus tôt dite que faite et qui, avec le brossage des chiens, le balayage des cours, le renouvellement des eaux, fait, bien employée, toute la matinée !

Quelle sinécure ! En effet, pour la première fois de la journée, notre homme et son apprenti-veneur vont enfin s'asseoir pour quelques instants. Il est vrai que c'est l'heure de leur modeste déjeuner !...

Allons ! *La Jeunesse*, à l'ouvrage, mon garçon !

Et les jeunes chiens reçoivent leur second repas, et, à telle lice, si bonne nourrice et si brillante en chasse, est donnée une soupe bien apprêtée, tiède, légère. Et *La Jeunesse* de recommencer à jouer du balai et de la sciure de bois, pendant que son chef de file, lui, les ciseaux en main, rafraichit la marque d'équipage, jusqu'au moment venu de faire l'un et l'autre leurs apprêts pour l'ébat.

Ah ! l'ébat ! c'est la récréation des chiens et aussi celle de *La Jeunesse* qui, derrière eux et déjà plein de dignité, les escorte menaçant, de la mèche, les flaneurs et les gourmandant de sa voix la plus formidable ! Chiens et jeune homme se dressent ensemble, et, peu à peu, leur commerce, sous une direction habile, sage, ferme, initie ce dernier aux premiers principes du grand art de la chasse.

A tour de rôle, tous les chiens ont eu leur ébat et bénéficient ainsi, et de l'exercice si nécessaire à leur santé et de l'assouplissement qui les fera, en chasse, calmes, mesurés, en un mot d'excellents auxiliaires.

Mais, à l'horizon, les derniers feux du soleil se sont fondus dans la brume du soir et l'heure de la mouée est venue. Le bouillon a trempé le pain et la viande qui garnissaient déjà les auges, et la soupe, ma foi, sent bon ! car, tous les chiens, le nez au vent, se tiennent dans l'attente, maintenant indifférents à ce qui se passe autour d'eux, les babines mouillées et les yeux fixés sur la porte par laquelle vont venir les auges pleines...

Donner la mouée est encore une occasion de mettre les chiens sous le fouet. De plus, en les voyant se remplir, on est à même de remarquer les chiens qui ont put tomber malades dans la journée et ceux qui, le lendemain d'une chasse, sont les plus fatigués ; car, aussitôt leur pitance prise, ces derniers gagnent les bancs pour y reposer.

Lors de ce repas du soir, même manœuvre est exécutée que pour celui du matin, et, c'est à ce signal de la voix de notre homme : *Soupe!...Soupe!...Mes beaux!* que les chiens ont le droit de mettre le nez dans les auges qui, en trois minutes au plus, doivent être parfaitement nettes. Toutefois, plus encore qu'au repas du matin, sa surveillance pèse sur les chiens qui, trop gras ou trop voraces, sont toujours portés à en prendre plus qu'il n'en convient, tandis qu'elle se relâche à l'endroit de ceux qui sont plus délicats de nature ou plus lents mangeurs. Du reste, il sait comment doit se gouverner chacun de ses chiens, non seulement selon la rondeur du ventre, mais encore suivant son tempérament.

Tous les chiens ont eu ce qu'il leur faut ? La paille du banc a été relevée ? un dernier coup de balai a été donné ? La lampe de meute est allumée ? Tout est propre, en ordre, sous clef ? Parfait ! Et *La Jeunesse* se

donne un mal du diable pour faire rendre
à sa trompe des notes brillantes et perlées
comme celles de son professeur qui sonne,
il en est temps — *Retraite Prise* et *le Bon-
soir !*

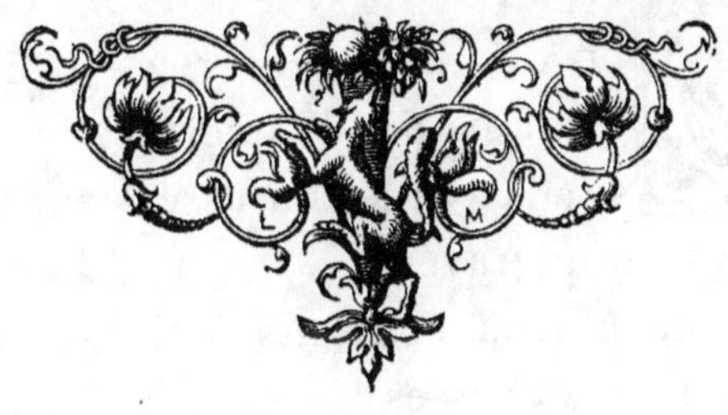

CHAPITRE VII

DE LA CONDITION

Que de chiens d'arrêt — au lendemain de l'ouverture — sont sur la paille, harassés, enfiévrés, dessolés ou aggravés.

Que de chiens courants à tir — après deux ou trois chasses — sont déjà rompus de fatigue, affaiblis et frappés d'étisie pour le reste de la saison !

Enfin, que de meutes — après avoir couru un animal — sont dans l'impuissance absolue d'être découplées le jour suivant, tant les chiens ont le rein en dos de carpe et les jambes raides comme des manches à balai !

Et la seule cause, c'est le manque de condition !

En un mot, tous ces animaux sont défaits, mis hors de service momentanément et voués à une ruine prématurée, parce qu'il a été exigé d'eux un travail en vue duquel ils n'avaient pas été préparés!

La mise en condition de nos chiens d'arrêt, de nos chiens courants à tir, et surtout de nos meutes, est donc bien digne de toute notre attention, de tous nos soins.

A la vérité, la condition des chiens qui sont nos auxiliaires pour chasser au fusil, ne saurait être recherchée au même degré que celle si nécessaire à nos chiens d'ordre. La nature des services que nous réclamons des uns et des autres l'indique clairement. Et, qui ne sait que nos braques ou nos pointers, nos épagneuls ou nos setters, nos briquets ou nos bassets, chassent pour ainsi dire à l'allure qui leur convient et ne la modifient que selon leur volonté? Mais pour nos meutes, toute autre est la besogne! D'abord, pour forcer un animal quelconque, il est indispensable que les chiens déploient de la vitesse et d'une manière soutenue, ensuite, le train est toujours *fait* non pas seulement par les chiens les plus perçants, mais par l'animal lui-même, selon qu'il refuit par des pays clairs ou des pays fourrés. Or, c'est le train qui le met à bout, lui et quelquefois les chiens, et sou-

vent les chevaux ! D'où la science, pour
mettre les meutes et les chevaux qui les
servent en parfaite condition. Je ne veux
pas dire par là qu'il suffise que nos chiens
d'arrêt et nos chiens courants à tir aient
seulement le pied fait. C'est déjà beaucoup,
mais ce n'est pas tout. J'aurai à traiter cette
question, d'un si grand intérêt pour nos
chasseurs, avec tous les développements
qu'elle mérite dans les chapitres du livre :
Les Déduits de la Chasse au fusil, consacrés au meilleur usage qui puisse être fait
du chien d'arrêt et du chien courant pour
tuer, soit le gibier à plume, soit le gibier à
poil.

En France, la condition des chiens, plus
que celle des chevaux, est chose encore par
trop négligée ; cependant de sérieux progrès ont été accomplis, et, il est juste d'en
attribuer tout l'honneur à l'institution des
courses qui, sous la direction d'hommes
d'un esprit pratique autant que distingué,
a fait pénétrer lentement, il est vrai, mais
sûrement, dans l'esprit de chacun, les no-
tions premières de l'entraînement.

En rendant chiens et chevaux propres à
supporter, sans menaces pour leur vie
comme sans danger pour leur constitution,

les rudes épreuves auxquelles la chasse les soumet parfois, la condition est un immense bienfait pour ces animaux ; mais, au point de vue de l'entretien de leurs races, elle est d'une si haute importance que je ne saurais, dans ces études, ne pas lui faire la place à laquelle elle a de si grands droits !

Ne résume-t-elle pas, en effet, la véritable culture de leurs qualités les plus précieuses en les faisant, en quelque sorte, supérieurs à eux-même ?

La *condition*, à proprement parler, est la mise en état du corps la plus favorable au plein exercice de toutes ses facultés actives.

Cet état, chez nos animaux domestiques, est purement artificiel. C'est le résultat d'un ensemble de soins assurés, pour les chiens, au moyen d'un chenil sain et bien tenu, d'une nourriture substantielle, des soins constants de la main, et, enfin, par dessus tout, au moyen du travail régulier et judicieusement gradué. Aussi, la condition ne s'acquiert-elle qu'avec du temps, de la persévérance et ses progrès ou ses arrêts ne sont-ils saisis et jugés que par des yeux expérimentés.

A première vue, le chien en condition se reconnait à son air de parfaite santé et d'extrême vigueur. Son œil est fier ; son poil frais, lustré ; sa démarche hardie, nerveuse, *enlevée*, et ses formes sont rigoureusement accentuées. Sous la main, son rein est dur, résistant, et, surtout, sa peau se sent étroitement liée à la chair.

Par bien des amateurs, les chiens mis en cet excellent état, est jugé d'abord trop gras, comme ayant trop de poids à porter, c'est une erreur. Loin de rouler comme si elle ne recouvrait que du suif, sa peau se tient bien et accuse ainsi son adhérence parfaite à des chairs fermes et volumineuses. Or, la chair fait la vigueur. C'est d'elle qu'émane, aujourd'hui, les efforts les plus énergiques de l'animal, et c'est à elle que, demain, il empruntera les éléments réparateurs des forces consommées.

La condition — cela va de soi — suit toujours le tempérament. Tel chien sera donc mis et maintenu en condition plus vite et plus facilement que tel autre. Le même régime, comme nourriture et comme travail, ne saurait donc convenir indistinctement à tous les chiens.

Il en est, en effet, d'une nature si robuste

que, nourris à la mouée, on leur userait plutôt les pattes, sur les routes, que faire qu'ils ne s'alourdissent point. Aux chiens de ce tempérament, il faut exclusivement du pain sec. A l'heure de la soupe, on leur en casse à part dans une auge et on mesure, bien entendu, la ration à leur appétit.

Dans certains chenils, les chiens *mis au gras*, selon le terme consacré, ont un tout autre régime. Il ne leur est permis de s'approcher des auges que lorsqu'elles sont à peu près vides de mouée. N'est-il pas cruel d'affamer et pitoyable d'affaiblir ainsi de pauvres animaux, sous prétexte de les empêcher d'engraisser ?

D'autres chiens, au contraire, se nourissent mal. De ce nombre sont les chiens de très grande entreprise qui, par ardeur, fatiguent beaucoup. Les maintenir en bonne forme est chose bien difficile et parfois désespérante. Mais, en général, si bien des chiens sont facilement trop bas d'état, cela provient soit de la délicatesse de leur sang, soit de vers, soit de ce que la maladie, affectant particulièrement les intestins, les a rudement éprouvés lors de leur croissance, soit enfin du fait de la conformation de leurs flancs trop creux ou trop longs.

Dans tous ces cas si divers, la condition a toujours de précieux avantages. Par la régularité qu'elle exige quant à la nourriture, quant aux ébats, elle refait à la longue la constitution de l'animal, et il n'est pas un chien à qui elle ne rende l'appétit. Toutefois, il faut aux chiens de complexion dénuée d'énergie suffisante de la mouée matin et soir et des tranches de carnage cru, mais données de temps en temps, parce que, mis en appétit par la viande, ils refuseraient toute autre provende. A l'heure du repas du soir, appelés les premiers, ces chiens doivent manger à part, non seulement pour qu'ils aient le temps de se bien remplir, mais pour ne pas les mettre à même de choisir dans les auges les meilleurs morceaux, ce qui les rend encore plus difficiles à nourrir et prive injustement leurs camarades du plus appétissant de la mouée.

Je ne saurais trop recommander d'user largement envers ces chiens du quinquina en poudre administré en *bols* le matin et par quinzaines alternées. C'est le plus précieux des fortifiants et son assimilation est de beaucoup plus rapide que toutes les préparations ferrugineuses qui, pour les jeunes chiens, doivent être d'un plus fréquent usage.

D'après les mêmes principes, seront réglés les ébats et comme allure et comme distance.

Combien de bons vieux chiens — et je qualifie tels les chiens de cinq ans et plus — ont été raccourcis de plusieurs saisons, usés avant l'âge, pour avoir été mis au même travail, couplés qu'ils étaient avec des jeunes chiens ou des chiens de remonte ! Bah ! *All right !* et, réclamés en avant et fouettés par derrière, il faut qu'ils marchent bon gré mal gré. Puis, après une telle pratique, on s'étonne que de bons chiens aient sitôt perdu le pied ! Mais cela ne peut pas être autrement quand, de tous les chiens sans distinction, on exige les mêmes efforts. Vieux et jeunes chiens ont besoin des mêmes ménagements. En raison de leur tempérament, de leur âge, tels chiens ne réclament, pour être en parfaite condition, qu'un seul ébat tous les trois ou quatre jours, tandis qu'à d'autres un ébat tous les deux jours est indispensable.

Quant à l'allure, elle ne sera jamais plus vite que le train auquel, en chasse, se doivent toujours enlever les chiens, c'est-à-dire au trot modéré.

Leur durée doit être judicieusement graduée. On demande peu d'abord et pendant quelque temps pour exiger ensuite davantage. D'ailleurs, c'est en consultant sans cesse l'état des chiens que se règle le travail. Il est un signe certain pour en justement apprécier les effets favorables ou désavantageux. A leur rentrée au chenil, les chiens ne doivent pas avoir l'air d'être las, ce dont ils témoignent fidèlement par le port haut et ferme du fouet. Au contraire, ils décèlent la fatigue si leur fouet est mou, bas, battant les jarrets ; dans ce cas, il est rare que leurs pieds ne soient pas brûlants et douloureux.

Qu'on ne l'oublie pas. Pour mettre en condition les chiens, exercez-les, mais ne les fatiguez pas. Autrement, loin d'avancer, c'est retarder leur condition et, de plus, c'est les user.

A la mi-juillet, une meute, selon moi, doit commencer sa condition pour avoir le pied prêt dans les premiers jours de septembre.

La nécessité d'exciter les intestins à la parfaite absorption des éléments les plus riches d'une forte nourriture commande tout d'abord de purger les chiens. Servez-vous de l'aloès en poudre à la dose de *un gramme* par tête. On l'administre le matin en *bols*, vu son amertume intense. Ses effets sont non seulement laxatifs, mais excitants et très toniques. Pour préparer les intestins, les chiens recevront, la veille d'être purgés, une mouée moins épaisse que d'habitude et préparée avec du bouillon de têtes de mouton, dans lequel on laissera revenir, pendant un quart d'heure environ, de la recoupe de farine d'orge.

Les chiens nettoyés, les substances animales, cela va sans dire, doivent largement composer chaque jour leur nourriture. J'en ai traité assez longuement pour ne pas avoir à y revenir ici.

Jusque vers le milieu du mois d'août, les ébats, tous les deux jours, auront lieu au pas des chevaux, de grand matin, et particulièrement sur les routes ferrées. Au contact d'un sol résistant, les chiens se font la sole promptement et, à l'allure du pas, la condition des chevaux s'avance sans aucun préjudice pour leurs membres. La durée de chaque ébat sera de deux heures environ.

De la mi-août à la mi-septembre, les ébats deviendront un travail plus sérieux et comme durée et comme train, c'est-à-dire trois heures environ, au pas, avec courts temps de trot alternés. Mais comme, à cette époque, la campagne est en partie découverte de ses récoltes, les ébats se feront aussi bien sur les routes qu'à travers champs. D'abord, au point où doivent être déjà chevaux et chiens, les guérets et les chaumes sont un excellent terrain d'exercice et pour les membres des uns et pour les pattes des autres.

Enfin, durant la dernière quinzaine de septembre, alors que la terre, sous l'influence des nuits devenues déjà fraîches, commence à accepter et conserver le sentiment des voies, chiens et chevaux seront mis à la chasse du lièvre. Pour parfaire leur condition, les mettre tout à fait en haleine, aucun travail ne leur est aussi profitable que le courre de ce petit animal, et c'est ainsi qu'on attendra avec plus de patience les premières chasses de la saison. Alors, les chevaux, par rapport aux chiens, doivent être à leur *marque* pour que, selon ce principe, l'écurie domine toujours le chenil.

Le chien, comme je l'ai déjà dit, étant particulièrement disposé aux éruptions cutanées, il est indispensable, durant sa mise

en condition, de se servir des *altérants*
pour les prévenir ou en arrêter le développement. Toutefois, ces éruptions n'ont pas
le même caractère que les véritables affections de la peau. Sans être négligées, elles
ne sont nullement inquiétantes. Bien plus,
leur apparition est, pour ainsi dire, la suite
ordinaire et naturelle du changement de
régime auquel les chiens ont été soumis.
Ces dernières accusent la richesse du sang,
tandis que les autres dénotent l'appauvrisse-
ment général de l'organisme.

Du lait caillé et quelques altérants en
feront disparaitre très promptement les
effets.

Le meilleur altérant, pour le chien, est
le soufre. Ses propriétés, sur l'économie de
la peau, sont fort remarquables. Insapide,
son administration, en poudre très fine ou
fleur de soufre, est très facile. On le mélange à la mouée du soir, à la dose d'une
bonne cuillerée à soupe pour deux chiens.
Selon l'état des chiens, comme préventif,
usez-en tous les jours. Les chiens auront
toujours la peau parfaitement nette.

D'ailleurs, pour prévenir à temps toute
inflammation, un homme de chasse doit
sans cesse se rendre compte de la manière

dont ses chiens se vident. Selon qu'ils lèvent la cuisse hardiment pour lancer un filet d'urine clair et continu, selon qu'ils s'accroupissent légèrement, ployant du dos et urinant lentement, par jets interrompus, il peut en conclure des bonnes ou mauvaises fonctions des reins et de la vessie. De même, selon que les grenades sont ou molles et jaunes ou dures, terreuses ou noirâtres, elles accusent le bon ou mauvais état du foie et des intestins.

Les chiens, surtout les chiens de meute, dont les fatigues se répercutent particulièment sur les reins, en raison des bonds qu'ils font et du train qu'ils déploient, sont facilement sujets aux rétentions d'urines. Il est donc sain de jeter, dans leur eau, une fois par semaine, mais principalement le soir de toute journée sévère, du sel de nitre, à la dose de deux grammes par litre d'eau. Alors, le seau où ils doivent laper sera placé dans la chambre du chenil, car, sans ce soin, malgré que les chiens soient très altérés, la fatigue, la raideur de leurs membres les rendent si paresseux à se lever du banc, qu'ils ne satisfont point ce besoin impérieux de leur nature, ce qui fait que, au lendemain d'une chasse, la plupart urinent difficilement, ont le nez brûlant et même accusent de la fièvre.

Enfin, lorsque les gelées viennent forcément interrompre les chasses, contre-temps tout à fait de saison et que ne devraient pas tant maudire veneurs et chasseurs, car il permet aux chiens comme aux chevaux de se refaire ; ne tenez pas pour applicable aux premiers ce principe observé pour les seconds : *la nourriture doit toujours être en rapport avec le travail.* Les chiens ne portent pas de couvertures, et, s'ils se montrent, par ces temps rigoureux, plus voraces qu'à aucune autre époque de l'année, c'est qu'ils font une déperdition considérable de calorique. Pour maintenir en condition les plus vigoureux, comme pour refaire ceux qui sont trop *bas d'état*, ne diminuez donc jamais la nourriture et faites-la préparer comme à l'ordinaire, c'est-à-dire substantielle, abondante.

Si le temps indique que la gelée sera d'assez longue durée, on en profitera pour purger les chiens avec 3o grammes de sulfate de soude par tête. Avec des ébats sur les routes qui font poussière, seul terrain d'exercice convenable pour leurs pieds, qui s'aggravent si facilement quand le sol est glacé, les chiens s'entretiendront en haleine et se maintiendront dans leur vraie forme. En un mot, rafraîchissez-les, mais ne les affaiblissez jamais.

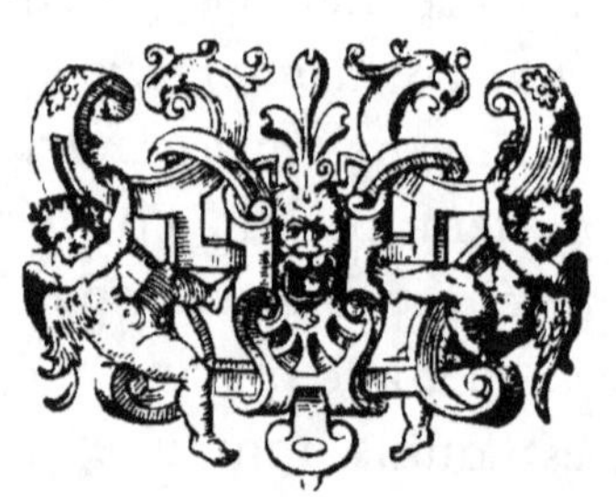

CHAPITRE III

DE L'ÉLÈVE DU CHIEN

Dans le genre des carnassiers, il est un groupe d'individus que caractérisent les moyens employés par eux pour s'emparer de leur proie.

Ces animaux, *pisteurs* et *forceurs*, usent de la puissance de leur flair pour la découvrir; de la ruse, pour la surprendre, et, en cas d'insuccès, de la vigueur de leurs jarrets pour la poursuivre à cris et en nombre jusqu'à l'appréhender de vive force.

Ce groupe se compose de trois espèces, représentées par le loup, le renard et le chacal.

Aujourd'hui, c'est un fait acquis à la science que le chacal est la souche sauvage de toutes nos races canines.

« Le chien — a écrit Isidore Geoffroy-

Saint-Hilaire dans son *Histoire naturelle générale des Règnes organiques*, possède la même organisation anatomique que le chacal, sans qu'aucune seule différence constante puisse être aperçue. Il en reproduit parfois les formes extérieures, le système de coloration et jusqu'aux teintes elles-mêmes. Sur plusieurs point de l'Asie, de l'Europe Orientale et de l'Afrique, on trouve en même temps, à l'état libre, des chacals et, à l'état domestique, des chiens qui leur sont si semblables qu'on ne saurait méconnaitre les ascendants et les descendants encore réunis dans les mêmes lieux et, pour ainsi dire, les rejetons encore implantés dans la souche commune. »

A ces faits, relatés également par des zoologistes célèbres, Guldenstadt, Pallas, Ehrenberg, explorateurs des contrées les plus lointaines, il convient d'ajouter les curieuses observations de l'illustre fondateur du Muséum de Paris, que M. de Quatrefages de Bréau, membre de l'Institut et vice-président de la Société zoologique d'acclimatation, a divulguées dans le discours qu'il prononça, en 1863, lors de la distribution des récompenses de l'Exposition universelle des Races canines.

« Plus que tout autre — a dit l'honorable président du jury, — Isidore Geoffroy a contribué à mettre hors de doute l'identité spécifique du chien et du chacal. C'est lui qui a rendu au chien domestique l'odeur prétendue caractéristique du chacal en le nourrissant exclusivement de viande crue ; c'est lui qui a démontré l'égalité absolue du temps de gestation ; c'est lui qui a fait entendre à tout son auditoire un chacal aboyant avec la sûreté d'intonation de nos chiens d'Europe ; c'est à lui, enfin , que nous devons l'histoire de ce *chien*, comme l'appelait tout le monde, et qui était, en réalité, un chacal d'Alger apprivoisé par un de nos soldats. Cet animal, doux et affectueux avec son maître, familier avec tous, vivait en pleine liberté et en profitait pour aller, dans les rues de Grenoble, jouer avec les véritables chiens, qui l'accueillaient et le traitaient comme un des leurs. C'est là une observation décisive, car elle montre l'identité d'espèce acceptée non seulement par l'intelligence humaine, mais encore par l'instinct et le flair de ces animaux. »

Qu'ajouter à de tels arguments émanant de telles autorités ? Ne sont-ils point la meilleure réponse aux opinions émises et

tendant à assigner au loup une parenté plus
ou moins rapprochée avec le chien ? Que
des hybrides féconds soient nés du croisement du chien avec la louve — alliance bien
plus commune que celle du loup avec la
chienne, — ce n'est pas ce fait qu'il faut
invoquer sérieusement pour expliquer la
formation de toutes nos races canines, car
il n'est pas une preuve plus valable que le
croisement du cheval avec l'ânesse ou de
l'âne avec la jument pour justifier la création, si diverse également, de nos races de
chevaux. Dans l'examen de ces grands pro-
blèmes, ce serait une erreur manifeste de
ne consulter que les rapports purement physiques qui ont pu entrainer l'homme à croi-
ser des espèces dans l'espoir de créer, par
leur mélange, des individus susceptibles de
lui rendre les meilleurs services.

« La grandeur de la taille — a dit Buffon
— l'élégance de la forme, la force du corps,
la liberté des mouvements, toutes les qualités extérieures, ne sont pas ce qu'il y a de
plus noble dans un être animé... La perfection de l'animal dépend de la *perfection
du sentiment*. Plus il est étendu, plus l'animal a de facultés et de ressources, plus il a
de rapports avec le reste de l'univers. Et

lorsque le sentiment est exquis, délicat, lorsqu'il peut être encore perfectionné par l'éducation, l'animal devient digne d'entrer en société avec l'homme ; il sait concourir à ses desseins, veiller à sa sûreté, l'aider, le défendre, le flatter ; il sait par des services assidus, par des caresses réitérées, se concilier son maître et de son tyran se faire un protecteur. »

Assurément, ce n'est pas en faveur du loup, bête sanguinaire, sournoise, lâche..., que jamais Buffon eut tenu cet immortel langage ! Au contraire, en insistant tellement sur cette *perfection de sentiment* qui, à un si haut point, caractérise le chien, il a voulu tracer la différence du naturel qui sépare encore aujourd'hui ces deux espèces et qui a fait, de l'une, une tribu insoumise, et, de l'autre, une alliée fidèle de l'homme.

A la vérité, dans cet éloquent panégyrique du chien, un seul trait a été oublié du génie de Buffon : c'est l'aboiement. Il est incontesté que le chien, à l'état domestique seulement, se sert de cette voix si différente d'intonation avec le cri qu'il fait entendre lorsqu'il est livré à ses véritables instincts : la chasse. C'est en quelque sorte, parmi nous, son langage habituel, celui au moyen duquel il tente de se faire comprendre. Mais redevenu sauvage, le chien l'oublie si complètement, qu'il lui faut du temps pour en recouvrer l'usage. Le loup, en captivité, lui, peut essayer d'aboyer. Jamais son imitation n'aura ni la franchise d'intonation, ni la clarté du timbre du chien.

On ne saurait nier que, sous le rapport physique, les dissemblances si tranchées, entre la souche sauvage du chien et la plupart de ses descendants actuels, ne fassent tout d'abord la filiation difficile à suivre pour l'esprit. En voyant réunis, dans une même enceinte, un chacal, puis un chien de Terre-Neuve, un bull-dog et un toy-terrier, la surprise des yeux est telle que la raison s'inquiète des transformations singulières par lesquelles a dû passer successivement l'organisme de l'animal sauvage pour revêtir les formes si diverses de ses congénères. Elle ne s'impose pas d'elle-même l'opinion que ces races multiples et si différentes de taille, de forme, de poil, d'aptitudes, sont les dérivés d'une même souche. Et cependant, la chaîne des générations peut s'en dérouler assez sûrement pour marquer, à travers les âges, les étapes pas à pas parcourues

Mais écoutons encore la voix si autorisée du Président du Jury de l'Exposition Universelle des Races Canines :

« Les organismes vivants — dit-elle — ne sont pas, comme les corps bruts, enchaînés à des formes, régis par des lois mathématiques. Soumis à l'action du milieu qui les entoure, dépendant de circonstances qui changent parfois dans des limites très étendues, il fallait qu'une certaine variabilité anatomique et physiologique leur permit de s'adapter à des conditions d'existence si diverses. Quand elles se modifient, il faut que l'animal, que le végétal, sous peine de périr, se modifient aussi. De là, proviennent ces *races naturelles*, si souvent encore prises pour des espèces distinctes. Lorsque l'homme intervient, il apporte, sans même le vouloir, un élément de variété presque indéfinie dans les conditions d'existence. De là, résultent le nombre et la diversité des *races domestiques*.

» Au cœur de l'Asie, qui fut sa patrie originelle, l'homme des premiers jours trouva, à ses côtés, le chacal, devenu le chien domestique. Il a donc subi toutes les actions du milieu qu'on peut rencontrer sur le globe. En outre, l'homme a décuplé, centuplé par son industrie, l'influence des agents naturels... Pour lui, le chien s'est fait bête de trait, de guerre, de garde, de chasse, de pêche, animal de ferme et de salon, d'écurie et de boudoir. Avec l'homme, il a émigré d'île en île, de continent en continent. Il l'a suivi sur les glaces du pôle et dans les sables brûlants, dans les déserts et dans les cités, sous le chaume et dans les palais....

» Pour répondre à des exigences aussi diverses, le *sentiment*, dont parle Buffon, même secondé par une intelligence sans égale chez les animaux, eut été bien insuffisant. Il fallait encore une organisation singulièrement flexible, un corps prêt à se transformer en vue du but à atteindre. Ni l'un ni l'autre n'ont fait défaut. Pour forcer le lièvre à la course, le chien a allongé et effilé ses jambes ; pour débusquer le blaireau ou le renard, il les a tordues et raccourcies ; pour terrasser le loup, coiffer le sanglier ou lutter contre des ennemis plus formidables encore, il a grandi sa taille, fortifié ses os et ses muscles, allongé ses crocs ; pour pénétrer dans le hamac des créoles ou le manchon des marquises, il a réduit tout son être et s'est fait miniature de lui-même ! »

Quant aux variations originelles du type primitif, il est facile, par l'analogie, d'en saisir la déduction. Les dissemblances, constatées de nos jours, dans les espèces du loup et du renard et résultant soit du climat, soit de la nourriture, ont préexisté certainement pour l'espèce du chacal et ont ainsi donné naissance aux premières variétés canines dont l'existence se perd dans la nuit des temps. Bien plus, il est hors de doute que ces dernières ont obéi à cette loi naturelle, en vertu de laquelle les individus, appartenant à une même espèce, revêtent certains caractères différenciels dûs, soit à des causes personnelles, soit à des causes accidentelles. En se reproduisant, ils ont donc contribué tout naturellement à modifier déjà soit la taille, soit la symétrie des formes, soit la couleur et la nature du poil, et partant ont été créées des familles distinctes entre-elles.

Avec ces éléments, la main de l'homme a fait le reste.

Pour suivre sa marche en avant, pour répondre à ses incessants besoins, ces variétés ont dû forcément se plier, se façonner à sa volonté, et, selon les phases par lesquelles sont passées les premières sociétés

humaines, elles ont subi, en quelque sorte,
le renouvellement fatal qui voue les unes à
la vie et condamne les autres à la mort. Et
c'est ainsi que l'homme, par l'alliance voulue des individus les moins doués des qualités par lui recherchées, a, pour ainsi
dire, aménagé ces races spécialisant certaines formes, certains poils, certaines
couleurs.

La *sélection naturelle* et la *sélection
humaine* ont donc, de tout temps, existé.
Dans les espèces restées à l'état sauvage, la
loi du plus fort en est l'expression latente,
et dans l'entretien ou même dans la création de nos races les plus estimées, elle est
le principe même de l'hérédité.

Toutefois, il serait dangereux de s'illu-
sionner touchant la puissance que l'homme
peut exercer, sur le type extérieur des
races des diverses espèces qui lui sont
soumises. Il lui faut toujours compter
avec des influences naturelles qui, selon
qu'il sait les utiliser ou n'en pas tenir
compte, secondent ses propres desseins ou
se relèvent à la manière des branches un
instant ployées, en un mot, qui deviennent,
soit ses auxiliaires les plus précieux, soit
ses plus invincibles adversaires.

Nul doute que, par le croisement de certaines races d'une même espèce — surtout celles qui présentent des caractères communs — la virtualité, la fertilité du sang ne soit renouvelée ; mais encore l'influence occulte de leurs berceaux se fait-elle invariablement sentir. Il est parfaitement avéré que la plupart des races anglaises, notamment celle des *foxhounds*, dégénèrent, en dépit de la ligne sévèrement suivie pour leur entretien, dès qu'elle compte quelques années de séjour sur le continent. Et n'avons-nous pas vu, à la dernière *Exposition Internationale des Races Canines*, les altérations surprenantes qu'un même type, le chien de Vendée, a subies du fait de l'influence du climat, de la nature du pays, pour devenir et *chien courant* dit de l'*Argonne* et *chien courant* dit de *Franche-Comté*. Tous les connaisseurs ont pu vérifier, de leurs propres yeux, la conformité des caractères, la communauté des formes et jusqu'à la répétition de la qualité du poil et de ses couleurs, entre les individus choisis tour à tour dans les meutes de MM. Baudry d'Asson, Varin d'Epensival et Dr Coillot. Comme taille seulement, ils différaient entre eux !

C'est également, par la même raison, qu'en vain l'on tenterait de faire, en Normandie, des chiens de Gascogne, et, en Gascogne, des chiens Normands. Peu à peu, sous la puissance des milieux, où les uns comme les autres vivraient, le type, dû au berceau originel, disparaîtrait pour faire place aux nouveaux caractères que leur imprimerait le berceau d'adoption. Que d'amateurs, en voyant le lot de chiens exposés, en 1873, par M. de Vatimesnil, ont jugé les bâtards de ce maître d'équipage comme ayant du sang Normand dans les veines, tandis, qu'en réalité, ils n'avaient qu'un mélange de sang de Gascogne et de Normand ! Méprise très explicable pour ceux qui n'oublient pas, à l'occasion, que le chenil de Vatimesnil est situé dans le département de l'Eure et que son propriétaire l'y entretient depuis de longues années et, de plus, a toujours chassé dans les principales forêts de la Normandie.

En somme, sous le rapport physique, les variations de l'espèce canine s'expliquent aisément, si, en dehors même des particularités constitutionnelles, l'on tient compte toujours de l'influence indélébile que le climat, la nourriture, les milieux, exercent

avec d'autant plus de puissance que la
malléabilité de l'organisme s'y prête plus
volontiers. Mais, sous le rapport moral, la
diversité de ses aptitudes n'est pas moins
étonnante et je n'hésite pas à affirmer que
sans cette *perfection du sentiment*, si élo-
quemment accusée par Buffon, elle serait
inexplicable, la multiplicité des services
que l'homme a pu demander et obtenir du
chien.

Il est évident que l'animal sauvage qui
fut le premier chien n'était doué que des
qualités que réclame la chasse, car la nécessité de vivre lui en faisait une loi. Mais
quelle fût sa manière de chasser ? De tous
les chiens qui vivent à nos côtés, le chien
de berger, devenu braconnier, en est la plus
fidèle expression. Vaguant par les solitudes,
seul ou attroupé, le type primitif a procédé
de la même manière que ces individus
isolés ou réunis qui, tout en surveillant le
troupeau confié à leur vigilance, vont battant la plaine, furetant le long des haies ou
broussaillant sur la bordure des bois. Qu'un
lièvre déboule sous leur nez ou soit mis
debout par les moutons, aussitôt ils le
poursuivent avec la dernière raideur et en
criant, non pas à la façon de notre chien

courant, mais à celle de notre chien d'arrêt, *Attrape ! Attrape !* clame le berger, jeune ou vieux braconnier, cupide d'une si belle capture, et, quoi qu'il arrive, satisfait de la leçon dont ses compagnons de solitude sauront bien profiter un jour ! En effet, l'instinct a parlé. Et ne vous étonnez plus si, par certaine matinée où le troupeau reste confiné à la bergerie, vous rencontrez, sous bois, quétant et poursuivant avec ardeur tout gibier, ces mêmes chiens qui chassent alors pour leur propre compte et avec trop de succès. A leurs moments de loisir, ils redeviennent *Marrons* comme leurs congénères qui parcourent encore les immenses territoires de chasse du Nouveau-Monde !

L'instinct de la chasse, tel fut et tel est donc le plus puissant mobile de toutes les facultés physiques et morales du chien. Aussi, n'est-il pas un individu de l'espèce, à quelque race qu'il appartienne, qui n'ait conservé, en lui, ce penchant primordial. On vient de voir que le chien de berger de nos plaines, pour peu qu'on le laisse faire, redevient promptement chasseur aussi bien que vigoureux. Et, qui ne sait que retiré du métier, on le fait, pour le sanglier, chien de premier ordre? Chez son collègue, gardien des troupeaux dans les montagnes des Alpes, des Pyrénées, des Abruzzes, outre les grandes luttes à soutenir avec le loup, le lynx et quelquefois l'ours, le goût de la chasse est, comme je l'ai dit, si vivace que le contact du gibier le réveille incontinent. Personne n'ignore que le *retriever*, si employé par nos voisins d'Outre-Manche pour retrouver et rapporter la pièce tombée sous le coup de feu du chasseur, est une race créée par le croisement du chien de Terre-Neuve avec l'épagneul anglais, *water-spaniel*. Moi-même, j'ai chassé avec une meute de sept *King's Charles* de la plus haute origine, menant le lapin à pleine gorge et avec la perfection de chiens qui n'auraient jamais fait autre métier. Enfin, je pourrais citer au besoin le nom du propriétaire d'un bull-terrier qui attaque et chasse non seulement le renard, le sanglier, mais le chevreuil, le lièvre avec le même entrain qu'un courant.

Certes, toutes les qualités naturelles, exaltées et entretenues sans cesse chez le type primitif, ont forcément dégénéré sous l'influence de la domesticité. L'homme, en ralliant à lui les animaux qui pouvaient

devenir ses auxiliaires, a tracé, de sa main,
une ligne de démarcation profonde entre
les souches sauvages et les descendants
soumis de leurs espèces. Qu'il ait approprié
à ses besoins telles ou telles, il ne les a
point dotées de qualités nouvelles, perfec-
tionnées et rendues vraiment siennes, sans
fausser leurs instincts, sans altérer leurs
formes primitives, comme l'attestent leurs
nombreuses variétés. Dès lors, au point de
vue domestique, les individus asservis sont
devenus supérieurs à ceux insoumis, mais
inférieurs à ces derniers sous le rapport des
qualités qui sont le propre de l'état sauvage.
Telle est la raison de la supériorité incontestable du chien courant sur tous les
chiens que nous employons à la chasse.
Étant le seul auquel nous ayons demandé
les services les plus conformes aux instincts
de l'espèce, il l'emporte sur ses congénères
et par ses facultés intellectuelles et par ses
facultés physiques. Car, si la sagacité et la
puissance du flair, si le cri, si l'agilité et la
vigueur, si la férocité, enfin, ont été les
moyens de l'animal, à l'état libre, pour
suivre au nez une proie, rallier à sa pour-
suite ses semblables, déjouer toutes ses
ruses par les forêts comme par les eaux, la

mettre à bout de forces, la combattre et s'en repaitre, telles sont encore les qualités que nous prisons tant chez l'animal, à l'état domestique, pour empaumer la voie de la bête et l'attaquer, s'ameuter après elle et la presser au fort, en plaine, à l'eau, relever les défauts et garder le change, la réduire aux abois, l'y tenir et en faire curée!

Parmi nos chiens, le chien courant est donc celui qui a conservé le plus fidèlement l'apanage de toutes les grandes qualités qui distinguaient la souche sauvage. L'éducation, le régime, l'ont fait ce que nous le voyons aujourd'hui, un animal mettant à notre disposition toutes les ressources physiques et morales dont il userait à l'état libre pour vivre. Vivre! Se nourrir! Il faut avouer que, sous ce rapport, tous les chiens que la main de l'homme a façonnés, selon ses besoins ou pour ses plaisirs — hormis le chien courant — seraient bien embarrassés pour subsister si cette même main les abandonnait à eux-mêmes! Grave responsabilité qui devrait faire le maître toujours bon, patient, en un mot, toujours généreux pour son serviteur si humble, si résigné!

L'éducation, aidée de la *perfection du*

sentiment, a développé, en tous sens, les ressources infinies de l'intelligence du chien, quelque soit le rôle qu'il ait été appelé à remplir ; et alors, cette intelligence, admirable qui nous confond parfois, a accompli de ces prodiges que chacun a été à même de constater de ses propres yeux.

Les relater, ce serait entreprendre d'élever un monument qui deviendrait peut-être offensant pour la dignité humaine ! Qu'il suffise donc de dire, qu'avec de la patience, de la douceur, en se faisant comprendre du chien, l'homme peut tout obtenir, lui inculquer vertus, vices, s'incarner si bien en lui que tous deux aient mêmes qualités, mêmes défauts. Ah ! *tel maître, tel chien*, est une vérité bien plus ordinaire que l'autre adage, *tel maître, tel valet*. Et qui n'a pas observé souvent que tous les deux ont même physionomie ? A qui n'est-il pas arrivé de dire malgré lui : « Un tel ressemble à son chien ! »

Mais, de tous les services que nous demandons à l'espèce, il n'en est point qui exige, autant que la chasse, l'emploi de toutes ses facultés les plus remarquables.

C'est, du reste, la plus judicieuse appropriation que l'homme ait pu en faire. En chasse, le chien se révèle tout entier ; là, il est vraiment lui-même. Voilà son métier de prédilection ! Aussi avec quelle ardeur passionnée, avec quelle énergie, avec quelle endurance ne s'y livre-t-il point ?

En forêt, en plaine, au marais, les divers types de chiens que nous employons ne nous montrent pas seulement qu'ils obéissent non seulement à l'instinct de la chasse, mais qu'ils en ont l'intelligence au plus haut degré ; car, tout en exerçant conjointement l'un et l'autre, ils savent en soumettre le jeu aux exigences de notre volonté. Et dût maint philosophe s'en voiler la face en murmurant *horresco referens*, je soutiens que nos chiens analysent, réfléchissent, raisonnent et jugent ! Voyez plutôt.

Au milieu de voies de différents animaux, le limier reconnait celle qu'il doit quêter et, de celle-là, il se rabat seulement. Bien plus, méprisant d'habitude la voie d'une biche allant seule, il fait suite du cerf qui s'en accompagne ! Et, chose merveilleuse, selon la volonté du veneur, violentant lui-même son instinct, il reste muet sur les voies chaudes du matin et crie sur celles refroidies du haut du jour ! Dans un rapprocher, ne voyons-nous pas les chiens qui chassent en meute, dédaigneux aussi des animaux qui bondissent sous leur nez, maintenir sagement la voie sur laquelle ils ont été découplés ? Dans les défauts, qu'admirer, ou de leur sagacité à déjouer les ruses de l'animal ou de leur jugement vis-à-vis les uns des autres ? Regardez, en effet, les bons chiens, quand un de leurs camarades, de peu de créance, se récrie chaudement, ils se contentent de lever la tête et se remettent aussitôt à quêter comme si de rien n'était. Mais, celui qu'ils ont reconnu comme le meilleur d'entre eux, au plus léger cri, ils quittent tout pour le rallier à toutes jambes. Enfin, qui donc douterait de leurs facultés raisonnantes, lorsque, dans le change, ils démêlent et suivent la voie de leur animal confondue avec celles d'autres animaux de même espèce. Voyez-les la goûter, l'analyser, puis soudain se récrier comme pour dire : « Oui, oui, c'est bien lui ! Nous le reconnaissons ! » Et encore, de quelle admirable souplesse d'intelligence ne sont-ils pas doués, ces chiens, non-seulement de change aujourd'hui sur un cerf, demain sur un chevreuil, après-demain sur un lièvre, mais encore de change, durant la même journée, sur l'un et l'autre de ces animaux ! Voilà pour notre chien courant !

Et le chien d'arrêt, dans une toute autre manière de travailler, ne prouve-t-il point également une haute intelligence ? A la vérité, s'il ne fait que reconnaître et indiquer tout gibier d'après les premières émanations qu'il en saisit, ne signale-t-il pas au chasseur, et par la variété de ses poses et par ses différentes manière d'être, qu'il a devant lui, soit un lièvre, soit des perdreaux, soit un faisan, soit un râle de genêt? Il sait prévenir son maître de la présence de tel ou tel de ces gibiers! Et ce regard si expressif— j'allais dire si humain — qu'il jette à la dérobée, en tournant vers lui sa tête toute frémissante d'émotion, ne signifie-t-il pas clairement : « Viens ! il est là ! »

Et le lièvre déboulera entre ses pattes, et, tout autour de lui, l'air vibrera du bruyant coup d'aile de la compagnie ou du faisan, et le râle de genêt, en s'enlevant, lui frôlera le museau de ses longues pattes ballantes, qu'importe ! Lui, il reste immobile, inanimé !... Mais, la poudre a fait une victime de plus ! « Apporte ! » Et le chien s'est élancé, tout fier, tout joyeux du succès de son maître ! Il revient vers lui, tenant en gueule cette pièce que quelques secondes auparavant il n'eut jamais osé toucher !.....

En plein jeu de la passion, se comporter ainsi, n'est-ce donc pas faire preuve d'un sang-froid inouïe, d'un raisonnement singulier ? Du jugement ! Mais l'excellent animal n'en montre-t-il pas quand, sans bouger, malgré son anxiété, la tête haute, les pattes crispées, il suit de l'œil, ainsi que son chasseur, le vol chancelant de la pièce mortellement frappée et s'élance pour la rapporter aussitôt qu'il l'aperçoit fléchir et toucher enfin le sol !

En cette occasion, ne fait-il pas office d'un marqueur indiquant sûrement que le plomb du tireur a bien ou mal porté ? Voici pour le chien d'arrêt !...

Toutefois, je ne saurais ne pas établir entre le chien courant et le chien d'arrêt, la différence notable qui les distingue certainement comme puissance de sagacité. La nature des services réclamés de l'un et de l'autre assigne à chacun sa véritable place et personne ne mettra en doute que le chien courant, s'il pouvait parler notre langage,

apprendrait beaucoup au meilleur chasseur,
tandis que c'est en écoutant ce dernier que
le chien d'arrêt peut devenir supérieur.

Assurément, certaines qualités, telles que
la soumission, le nez, l'allure, le fond sont
communes à tous deux ; mais encore la
manière d'en user, pour chacun, n'est point
le même.

Dans l'exécution des ordres, le chien courant *est sous le fouet* ; le chien d'arrêt, au
contraire, *est à commandement*. Au premier
— qui doit chasser pour lui — nous lais-
sons la plus grande initiative, tandis qu'au
second — qui doit chasser pour son maître
— elle est nécessairement restreinte ou très
limitée. Et c'est là l'écueil sur lequel, dans
la pratique, viennent échouer bien des chasseurs qui ne sentent pas, dans quelle juste
mesure, il faut laisser au chien son initiative, sa personnalité, et, se privent ainsi,
par leur propre faute, de tous les plus précieux avantages de son intelligence de la
chasse. J'ai traité cette question du dressage dans l'*Education du chien d'arrêt*,
publiée en 1881, question qui, mal comprise, a fait serviteurs des plus ordinaires
des chiens qui eussent été très remarquables.

Sous le rapport de l'exercice des facultés

odoratives, le chien d'arrêt ne saurait être également assimilé au chien courant. Il ne faut pas oublier que l'un est resté toujours le *pisteur* par excellence. Une fois trouvé le fil de la voie d'un animal — tel qui n'est autre que sa senteur — le chien doit, sans le perdre, le suivre et le débrouiller partout et en dépit de toutes les difficultés ; en un mot, s'en emparer si bien que l'animal lui-même ne puisse lui échapper. Nous savons tous que ce n'est par là le faire de notre chien d'arrêt chien à qui, cependant, la délicatesse de l'odorat est la plus indispensable de toutes les qualités.

Du reste, si le nez, le cri, le train, le fond sont, pour ainsi dire, les qualités naturelles du chien courant, leur analyse est, pour l'éleveur, d'autant plus féconde en renseignements que, sous bien des rapports, elle est applicable aux qualités qui font le bon chien d'arrêt.

Le nez ou le *sentiment* est, chez le chien, le premier agent de l'intelligence. Cette faculté, basée sur le plus ou moins de sensibilité de la membrane olfactive, se perfectionne par l'exercice, c'est ce qui explique la supériorité du flair du chien courant sur tous les autres chiens.

Le cri ou *la gorge* du chien sur la voie, c'est l'instinct parlant de la chasse. Cette qualité a été toujours d'autant plus cultivée que, sans elle, les chiens ne pourraient rallier ou chasser ensemble et les chasseurs suivre et comprendre la chasse.

Le pied ou *l'allure* est aussi nécessaire que le fond, qui en est le juste complément. Cette qualité ne réside pas dans la taille, mais dans une certaine disposition de la structure favorable à son développement. Quant au *fond*, outre l'influence du sang ou de la race, il se développe et par la nourriture et par l'exercice.

Maintenant, le nez ayant mission d'aspirer les particules odorantes d'une voie ou d'une piste, la perception se fait au cerveau, siège de la sagacité, et le sentiment réagit forcément sur l'intelligence. En effet, tout chien courant ou d'arrêt qui manque de nez ne vaut rien.

Dès que le chien courant a connaissance d'une voie, il le signale en criant, tant il y a de correspondance entre son nez et sa gorge; selon le sentiment plus ou moins vif qu'il a de la voie, il crie donc plus ou moins; d'où il suit que les chiens se recrient davantage des voies chaudes que des voies froides.

Selon son pied, selon qu'un chien suit ou croise lentement ou rapidement une voie ou une piste, il en prend une plus ou moins grande connaissance, partant il s'en recrie chaudement ou chichement. Un chien très-vite ne peut donc tenir une voie d'aussi près, est moins collé qu'un chien plus lent d'allure. L'insufflation violente de l'air aspiré et expiré trouble les fonctions du nez au point même de les paralyser. Il n'est pas un chasseur qui ne l'ait observée sur des chiens enlevés trop vite de la voie pour la leur redonner plus loin, et, cependant, elle est plus chaude que là où on les en a retirés.

L'allure réagit donc, à la fois, sur le cri, le nez et l'intelligence. Aussi, les chiens d'un pied ordinaire sont-ils plus fins de nez, plus gorgés, plus propres à suivre une voie haute, légère, que des chiens très vites. Et cela est si vrai, qu'à mesure que ces derniers prennent de l'âge — par conséquent baissent de pied — nous les voyons devenir plus collés à la voie, plus criants et plus fins de sentiment.

Quelles que soient les qualités que l'éleveur recherche particulièrement, il doit donc constamment se préoccuper de ne développer telle ou telle, qu'au degré où cette dernière ne peut détruire l'harmonie de leur jeu. C'est une des plus délicates applications de lascience de l'élève du chien.

Pour être justement renseigné sur les qualités ou les défauts d'un chien (mâle ou femelle), que l'on veuille en faire, soit un animal de service, soit un étalon ou une lice portière, il est clair qu'il faut l'essayer plusieurs fois, et par un mauvais temps de chasse plutôt que par un temps favorable. Mais le chasseur ou l'éleveur n'a pas toujours cette facilité, et, quand bien même il l'aurait, l'épreuve serait peu concluante, s'il s'agissait de jeunes chiens, même déclarés. Tout en tenant compte, en première ligne, de la valeur de leur race, il lui faut donc des connaissances qui l'aident à juger ce qu'un chien est réellement.

Comme *taille*, il semblerait judicieux, de prime abord, de proportionner son élévation ou son abaissement au genre de chasse auquel le chien doit être consacré. Il n'en est rien. La configuration et l'aménagement du pays où l'on chasse sont les seuls guides pour justement définir et régler la taille, aussi bien des chiens courants que des chiens d'arrêt.

Pour ces derniers, il est vrai, cette appropriation ne saurait être aussi rigoureuse ;
néanmoins, elle a sa véritable valeur, suivant que le chasseur doit battre et fouiller,
soit de vastes plaines parsemées de remises,
soit des terrains de chasses aménagés en
champs, en boqueteaux, en grands couverts, tels qu'ajoncs, hautes bruyères, etc.
Comme l'expérience le démontre chaque
jour, il est telle meute qui obtient de faciles
succès dans les pays auxquels elle a été
appropriée de taille, qui éprouve de bien
grandes difficultés et souvent des revers à
chasser dans d'autres où elle n'a pas cet
avantage.

Le développement de la taille, quelle
que soit la nature du pays, aura toujours
de nombreux partisans, car, ils s'appuyent
avec raison sur ce principe *que tout abaissement de taille, chez une race quelconque,
est le premier signe de sa dégénération.* Et
ils ont raison. Mais, chez les chiens, c'est
une loi fatale de sa production. Plus une
portée sera nombreuse, plus elle accusera,
dans les sujets qui la composent, de nota-
bles différences de taille qui proviennent
forcément, soit de la position occupée par
l'embryon dans le sein de la mère, soit de

son énergie originelle, au moment de la conception, qui règle toujours le développement qu'il y acquiert avant de venir au jour. Aussi, la question, jugée au point de vue de l'élève ou de la chasse, est-elle toute autre. L'éleveur ne doit pas craindre de *faire grand*, pour combattre cette tendance à la diminution de la taille si accusée chez le chien, tandis que le chasseur peut satisfaire sa prédilection pour les chiens de taille ordinaire. Du reste, il faut reconnaitre qu'elle est fondée également sur de sérieuses raisons.

C'est un fait que, si des chiens de haute taille, de vingt-quatre à vingt-cinq pouces (0,66 à 0,67 c.), ont de l'avantage dans des pays découverts, mais fourrés par le pied, ou des pays assainis par de larges fossés et hérissés de hautes clôtures, tels que le chasseur ou le veneur les trouvent devant lui dans certaines de nos contrées, notamment le Perche, l'Anjou, etc., des chiens de taille moyenne, de dix huit à vingt-deux pouces (0,49 à 0,56) conviennent parfaitement à des pays épais ou découverts qu'ils soient ou non accidentés. Puis, entre chiens courants de taille différente, la hauteur ne constitue pas le train ou la vitesse. Bien plus, si, en plaine ou en débucher, les chiens de taille moyenne sont aussi vites que les chiens de taille plus élevée, en revanche, au fourré, ils sont bien plus lestes et plus adroits, parce qu'ils ne sont pas gênés par leur taille même. En outre, il est évident que, moins un chien est grand, plus il a le sol à portée de son nez et plus grande est ainsi rendue sa puissance olfactive. Enfin, personne n'ignore combien il est difficile de réussir des animaux de haute taille — en chiens comme en chevaux — de les faire forts, énergiques, en proportion de leur grandeur. Aussi, chez les chiens de taille moyenne, la symétrie des formes et la vigueur sont-elles rencontrées beaucoup plus communément, sans compter que, pour composer des meutes, l'uniformité de la taille est plus facile à entretenir, or, bien que cette régularité doive s'effacer devant des qualités plus importantes, elle restera toujours une preuve des soins apportés à la remonte d'une meute.

L'hérédité, telle est donc la base de l'élève. Aussi, l'étude de ses soins sera-t-elle toujours la source inépuisable de tous les progrès dans la continuation comme dans le perfectionnement des races.

L'hérédité a, pour premier agent de transmission, le mâle et la femelle. Mais, si leur
action est coopérative, l'un et l'autre y apportent des éléments personnels. C'est d'a-
près l'examen du rôle de chacun d'eux,
dans le fait capital de la génération, que
peut se définir leur influence individuelle
sur les produits.

Dans sa simple expression, le rappro-
chement des sexes est la vivification, par le
fluide séminal du mâle, des germes origi-
nels sécrétés par les ovaires de la femelle.
Mais, cet acte est complexe ; bien plus, il
est presque toujours consommé dans des
conditions dont l'inflence nous échappe.
Toutefois, il est invariablement accompa-
gné d'une commotion nerveuse, simultanée
avec la fécondation et, dont le mâle est le
promoteur chez la femelle. L'intensité de
cette secousse, dont la réaction est si puis-
sante sur tout l'organisme des individus,
nous révèlerait peut-être — si elle pouvait
être mesurée — les lois les plus secrètes de
la génération. Mais la Nature, comme si
elle eût voulu rendre ce mystère encore
plus impénétrable à nos yeux, l'a couvert
de ses voiles. Toujours est-il que cette vi-
bration suprême a d'autant plus de puis-

sance que les appétits génésiques des reproducteurs sont plus développés. Or, chez le chien, l'ardeur du tempérament — comme chacun le sait — est telle que la continence par trop prolongée détermine inévitablement des affections mortelles, paralysie, rage, etc. Durant sa chaleur, la femelle est d'une impressionnabilité si vive que, bien qu'elle ne soit pas encore fécondée, la vue seule d'un mâle, quelqu'il soit, suffit souvent pour que des jeunes de sa portée future en rapportent et la couleur et même certaines particularités. Enfin, preuve encore plus affirmative de la puissance du mâle sur elle, c'est ce fait observé par tous les éleveurs : à savoir que l'étalon qui, *le premier*, féconde une lice, la frappe en quelque sorte d'un sceau dont l'empreinte se répète sur tous les produits de ses portées suivantes.

D'après cela, il est donc juste de penser que le mâle a, dans la reproduction, une influence prépondérante, bien que la femelle nourrisse les embryons durant la gestation.

Ce principe posé, étant donnés un étalon et une lice, tous les deux de même race, leurs produits seront non seulement leur fac-simile d'autant plus parfait que, sur ces derniers, l'hérédité a agi avec double puissance, mais encore, comme caractères particuliers, ils ressembleront davantage à leur père, quant aux couleurs de sa livrée, quant à ses formes, et tiendront plus de leur mère quant au tempéramment, quant aux organes de la vie, et enfin, quant au développement de tout leur corps.

La ressemblance des êtres procréés avec leurs auteurs, telle est donc, en première ligne, la résultante de l'accouplement de deux animaux de même race. Dès lors, il est logique d'en déduire que la race se transmet aux produits en raison directe de sa puissance individuelle chez les reproducteurs. Or, la puissance de la race n'est autre que la fixité des caractères qui distinguent les individus dont elle est composée de ceux des autres races. Aussi, selon cette loi — en parfaite concordance avec le principe de l'hérédité — les jeunes chiens, nés de l'accouplement d'un étalon et d'une lice de races différentes, ressembleront-ils davantage à celui de leurs auteurs qui représentera la race la plus confirmée dans son type propre; de même, qu'à égalité de puissance héréditaire, entre les reproducteurs de deux races croisées, il y aura partage de leurs caractères entre les produits ; les uns ressembleront à leur père, les autres à leur mère.

Un exemple, entre autres, aidera à comprendre comment s'exerce cette puissance de l'hérédité.

Il y a quelques années, j'assistai à la vente publique du vautrait de la *Société de Chasse Royal-Ardennes*. Parmi les chiens que j'examinai, l'un d'eux attira de suite mon attention. Je le reconnus, à sa seule conformation, pour être issu de *Tintamarre*, magnifique bâtard anglo-saintongeois, exposé, en 1863, par M. de la Débutrie. Curieux de vérifier la valeur de mon observation, j'adressai, en Belgique, au premier piqueux des équipages de la *Société Royal-Ardennes*, la photographie de *Tintamarre*, faite à l'époque précitée, lui demandant de me dire, d'après la ressemblance, quels étaient le nom et l'origine du chien qu'il avait eu sous son fouet, et passé par le marteau du commissaire-priseur, en d'autres mains.

« Ce chien, monsieur, s'appelle *Fidler*, répondit Guédon. Il est né le 1er septembre 1873, de *Fanfare*, excellente lice race de Saintonge, achetée par moi chez M. de la Débutrie. Son père, *Tonnerre*, est pur sang anglais, robuste, et a toutes les qualités d'un bon chien de meute. »

J'écrivis de suite au célèbre maître d'équipage de la Vendée pour me renseigner sur l'origine de *Fanfare*. Voici le passage textuel de la lettre que M. de la Débutrie me fit l'honneur de m'écrire :

« Le chien dont vous m'envoyez la photographie est bien *Tintamarre*, celui qui a figuré à l'Exposition de 1863 où j'ai obtenu le premier prix des bâtards anglo-saintongeois. C'est lui qui est le père de *Fanfare* que Guédon est venu m'acheter. Né dans mon chenil, *Tintamarre* était fils d'un chien anglais, splendide de formes et parfait de qualités, nommé *Saladin*, et d'une lice ayant trois quarts de sang de Saintonge du meilleur crû, qui m'avait fait des chiens admirables. »

Ainsi, dans une image photographique faite à seize ans de distance, *portrait d'un chien qu'il n'a jamais vu*, le premier piqueux de la la *Société Royal-Ardennes* a reconnu, sans hésiter, le chien élevé et nommé par lui *Fidler* qui est, en somme, fils et petit-fils de deux chiens anglais n'ayant aucune parenté entre eux et de deux lices de Saintonge. Dans ce croisement et conformément au principe énoncé plus haut, le vieux sang de Saintonge a donc racé sans faillir à la longue suite de générations que ne peut encore compter, à son rang, la plus ancienne race des fox-hounds du Royaume-Uni.

Comme j'ai dit plus haut, l'origine, le type, les qualités, l'âge des étalons et des lices destinés à la reproduction, méritent toujours l'examen le plus attentif, soit que l'on se propose d'entretenir la race que l'on a dans son chenil, soit que l'on veuille l'améliorer, soit enfin que cette race, ne répondant plus aux services attendus d'elle, on se décide à créer une nouvelle variété.

Il est indispensable, avant d'en tirer race, de s'assurer de l'origine de l'étalon et de la lice, non seulement pour savoir ce que l'on fait, mais parce que tous les individus, nés d'un sang médiocre ou mal tracé — ce qui est même chose pour l'éleveur comme résultats — quelques qualités qu'ils aient, sont fatalement sous l'influence d'une dégénérescence physique et morale, et, dès lors, impropres à faire des reproducteurs de prix. Personne ne peut affirmer ce qu'ils donneront comme produits, même à la troisième génération. D'autre part, la ressemblance en ligne ascendante ou les *coups en arrière* — selon l'expression consacrée — est un phénomène des plus fréquents dans l'élève du chien, et si on le remarque plus souvent, dans une race bien suivie que dans les races nouvellement croisées, ses effets n'en sont pas moins sensibles dans celles abâtardies ou dégénérées. C'est du fait d'un sang mal suivi, croisé en dehors de la race qu'il représente, que naissent, d'étalons et de lices à poil ras, dans une même portée, soit des épagneuls, soit des griffons, si les ascendants sont chiens d'arrêt ; soit des chiens à poil dur, s'ils sont chiens courants.

Les propriétaires ne sauraient donc tenir trop scrupuleusement le pedigree de leurs chiens. C'est ainsi qu'ils se traceront la voie la plus sûre pour en continuer ou en perfectionner les races, et, de plus, en établissant la valeur du sang de leurs élèves, ils s'assureront d'une vente avantageuse.

Je ne saurais trop conseiller d'éviter de faire ou de laisser peloter de jeunes chiennes qui n'ont pas encore acquis tout leur développement. N'étant pas en pouvoir de toute leur vitalité, elles ne sont en état de produire que des chiens maigres de taille et d'ossature et pauvres de tempérament. Une chienne n'est pas *lice portière* parce qu'elle a ressenti ses premières ardeurs. Si une pareille erreur était érigée en système, la dégénération la plus rapide et la plus complète en serait l'inévitable conséquence. Les accouplements, prématurés ou hors d'âge, portent des fruits d'une aussi piètre valeur. Du reste, le bon sens indique que, pour obtenir sûrement taille, force, santé, vigueur et qualités de chasse, on ne doit allier que des reproducteurs chez lesquels tous ces avantages sont réunis et bien confirmés.

Aussi, est-ce une faute de faire lier une lice avant ses deux ans révolus, et, d'en tirer race lorsqu'elle a dépassé sept ans. Il n'est pas un éleveur sérieux qui n'ait observé que la première portée d'une lice est toujours très inférieure à celles qu'elle donnera par la suite, et cela, parce que d'abord ses flancs ne sont pas faits, n'ont pas été élargis, ensuite parce que le système lactifère est, chez elle, sans l'activité nécessaire. En admettant qu'une lice en retienne à chacune de ses couvertures et qu'elle fasse six portées, la valeur de ses produits peut être assez

justement évaluée par une échelle ascension-
nelle et descensionnelle ainsi établie : la
première portée égale 20 o/o ; la deuxième,
5o o/o ; la troisième, 70 o/o ; la quatrième,
6o o/o, la cinquième, 5o o/o, la sixième,
3o o/o. En un mot, elle suit la hausse et la
baisse de son tempérament.

Il en est de même pour l'étalon. Il doit
avoir fait au moins deux saisons de chasse
s'il est chien d'ordre, c'est-à-dire que, mis
en meute à dix-huit mois, il sera âgé de
trois ans, à cette époque de sa vie, il jouit
de toute sa vigueur et doit être de créance,
A six ans faits, il a essuyé la fougue de
quatre remontes successives et l'énergie de
son sang est déjà bien diminuée.

En raison de leurs qualités plus lentement acquises — parce que leurs races ont
été bien autrement négligées et ne sont
point aussi exercées que celles de nos chiens
courants — les étalons d'arrêt ne doivent
être également choisis que parmi ceux qui
sont dans leur troisième année, alors seulement, ils peuvent offrir des gages sérieux
de la répétition de leurs qualités. Mais,
que l'éleveur désireux d'entretenir ou de
créer une race quelconque de chiens d'arrêt,
soit particulièrement sévère dans le choix

des reproducteurs mâles et femelles : surtout, qu'il ne se laisse point séduire par la seule beauté d'un chien, mais qu'il juge toujours, à l'œuvre, ses réelles qualités de chasse. Par son naturel plus doux, plus affectueux, plus civilisé que celui des chiens courants, le chien d'arrêt occupe parfois la place d'un chien d'agrément ou n'est souvent que l'aimable compagnon d'un chasseur qui ne chasse pas. De là, tant de déconvenues ! Tout chien de chasse dont les facultés ne sont pas continuellement exercées dans les champs, est sous le coup d'une dégénération morale et physique, par contre indigne d'être choisi pour perpétuer les véritables auxiliaires du chasseur.

Qualités, défauts, au physique comme au moral, sont tous héréditaires.

Les qualités et les défauts des reproducteurs méritent donc, lorsqu'il s'agit de décider leur alliance, le plus sérieux examen. C'est bien par l'opposition correspondante d'une forme parfaite et bien accentuée à un vice de conformation, d'une qualité bien confirmée à un défaut, que l'on doit procéder dans l'amélioration, mais c'est un but à poursuivre sagement, avec persévérance et sans perdre de vue que telle ou telle qualité recherchée trop exclusivement ne s'obtiendra jamais qu'aux dépens des autres.

Quant à l'entretien d'une race ayant telles formes, telles qualités, il est assuré par l'accouplement exclusif des étalons et des lices de cette même race, possédant eux-mêmes et au plus haut degré, ces mêmes formes, ces mêmes qualités ; en un mot, par *la sélection des reproducteurs en dedans de la race*. Mais, dans le choix des mâles et des femelles destinés à la perpétuer, il est un écueil à éviter avec soin : ce sont les alliances entre les individus très rapprochés par la parenté.

On a beaucoup dit pour et contre les *unions consanguines*. Leurs partisans ont été jusqu'à arguer de l'hérédité dont elles ont maintenu la puissance chez certaines espèces restées à l'état sauvage, comme si leur non-domestication, l'influence des milieux dans lesquels elles ont toujours vécu, n'étaient pas les plus sûrs gardiens de la fixité de leur type. Leurs adversaires les ont déclarées pernicieuses, parce que — ont-ils dit — elles perpétuent les défauts et les vices du sang. Mais, n'est-ce pas la première loi de l'entretien d'une race d'ex-

clure rigoureusement de la reproduction
tous mâles et femelles entachés de vices ou
d'affections organiques? Ces théories extrêmes égarent l'esprit sans servir la vérité.

Tous nos types de chiens proviennent de
races dont la variabilité est toujours entretenue par les conditions artificielles de leur
vie à nos côtés, et nous avons sans cesse à
combattre une tendance fatale de leur
élève, la dégénération !

Mais il n'en est pas moins vrai que les
unions consanguines non seulement main-
tiennent toujours les caractères d'une race,
mais encore ne lui nuisent jamais, *pourvu
qu'elles soient pratiquées entre animaux
éloignés de plusieurs degrés de parenté.*

C'est un fait constant que, si les produits
du père et de la fille, du père et de la sœur,
répètent fidèlement et les qualités et les formes de leurs auteurs, leur tempérament est
altéré, leur fécondité diminuée et leur ossature grêle. Il faut donc éviter le mélange
trop intime du sang. Le degré de parenté
dont j'ai été à même de constater les résultats les plus heureux, c'est celui où le chien
et la lice reproducteurs sont petits-fils ou
mieux encore, arrière-petits-fils de deux

chiens qui étaient frères, mais de deux lices qui n'avaient pas de proche parenté entre elles.

Quant aux signes de race, ils sont également indélébiles chez le chien courant et chez le chien d'arrêt.

La tête osseuse, l'œil ouvert et vif, le nez large, les oreilles souples, le cou net, les épaules obliques, la poitrine profonde, le rein droit, les hanches longues, le jarret large et droit, les pieds secs et petits, le fouet gros à sa naissance et délié à son extrémité, révèlent les soins prodigués aux ascendants dont le chien est issu et auxquels lui-même a participé, comme chenil, nourriture, pansage, exercice, etc.

Au contraire, la tête lourde, empâtée, l'œil terne et sous l'orbite, les joues flasques, les oreilles épaisses, les épaules droites et noyées, la poitrine renlevée, le rein long, étroit, le flanc court et creux, les hanches courtes, le ventre lourd, les jarrets écrasés, les pieds larges et moux, le fouet maigre à son attache et trop long, dénotent un animal lymphatique et de sang dégénéré.

En dehors de ces signes généraux, qui permettent d'apprécier, à sa juste valeur, un chien de race quelconque, la construction même de l'animal mérite le plus sévère examen.

Il importe de remarquer, tout d'abord, la proportion existant entre la membrure et le corsage, et, de distinguer ensuite, entre l'avant-main et l'arrière-main, où gît la puissance de l'animal.

En général, les chiens aux membres longs et forts sont les plus vites et les plus vigoureux, et ceux, aux membres courts et gros, ont plus de fond que de train. Quant aux chiens dont la membrure est longue et grêle, ils peuvent avoir de l'allure, mais ils manquent de résistance, suivant ce principe que : *derrière les os gros sont les gros tendons.* Tout chien *orné* de cette membrure est à écarter de la reproduction.

Maintenant, la ligne de l'arrière-train, plus développée que celle de l'avant-train, est un signe de vitesse, ainsi que le prouve la construction du lévrier et du lièvre. Si cette dernière est plus longue, le chien manquera d'allure et chassera plutôt au trot qu'au galop. Le chien courant, haut du devant, est fait plutôt pour travailler à la main que pour courir en meute. C'est la forme recherchée chez un limier.

La conformation de la tête renseigne toujours sur la sagacité, le nez et l'énergie d'un animal.

Qu'un chien ait la tête forte ou légère, le museau court ou long, carré ou conique, pourvu que son front soit large, partant son crâne bien développé, l'intelligence ne lui fera jamais défaut. La forme de la tête du loup et du renard, carnassiers très remarquables, comme sagacité, en est la plus valable garantie. Une tête longue n'est donc défectueuse qu'autant qu'elle est étroite de crâne. C'est, il est vrai, un indice de vitesse; mais, par sa ressemblance même avec la tête du lévrier, chien au museau effilé, au crâne serré, elle dénote un sentiment et une intelligence médiocre chez un chien courant ou un chien d'arrêt.

L'œil bien ouvert, brillant, réfléchit le courage, l'énergie et la sagacité.

Le nez gros, carré, aux naseaux larges, annonce la puissance et la délicatesse de l'odorat. Humide et brillant, il est un signe certain de santé. Sec et terne, il accuse un état maladif.

L'épaule ne saurait être examinée avec trop d'attention, car, de son attache et de sa forme, dépendent et le train et la durée des services d'un chien.

Placée obliquement au coffre, longue et musclée, elle est toujours celle d'un chien vite et d'un pied soutenu. Droite, elle indique la force, mais le manque de train de l'animal ; aussi, tout chien, aux épaules ainsi faites, est-il propre à devenir limier. Bien des amateurs méjugent du pied d'un chien dont les épaules sont épaisses, et, cependant, pourvu qu'elles soient bien rejetées en arrière, il peut être vite.

Les coudes sont aux membres antérieurs ce que sont les jarrets aux membres postérieurs ; c'est dire toute leur importance. Outre qu'ils indiquent toujours la rectitude ou la déviation de l'aplomb du devant — selon qu'ils sont plus ou moins détachés des côtes qui forment la base de la poitrine — les coudes offrent des signes de vitesse et de résistance, s'ils sont gros, larges, et les tendons, qui s'insèrent sur leurs poulies, bien sortis.

Les avant-bras droits, gros, musclés et longs, la bouture basse, les poignets courts, sont à la fois des signes de force et de pied. De la robuste ou maigre conformation des poignets, dépend, en grande partie, la résistance au travail de nos chiens d'arrêt ou de nos chiens courants.

Souvent, d'après la largeur de son poitrail, on juge un chien comme ayant une belle poitrine. Un poitrail très ouvert dénote plutôt le développement des muscles qui se rattachent aux épaules. La longueur et la forme des côtes renseignent plus justement sur cette partie si essentielle du corps. Les côtes doivent être toujours longues et bien arrondies dans leur courbure. La poitrine est ainsi développée en hauteur et en largeur, ce qui constitue la véritable puissance du souffle. En outre, tous chiens, épais de poitrail, n'ont ni le perçant, ni l'adresse au fourré des chiens qui ont plus de *lame* ou moins de largeur, sans compter qu'ils sont fort sujets à se prendre des épaules ou s'en luxer la pointe, ce qui les met momentanément hors de service. Il n'est pas un chasseur qui n'ait été à même de reconnaître que les hauts couverts — qui ne peuvent être battus qu'au galop — ont bien vite raison des chiens d'arrêt trop épais d'avant-main.

Le dos et le rein, qui doivent se confondre dans une même ligne horizontale, seront convexes, larges et durs sous la main.

Il est de la plus impérieuse nécessité que

le chien d'arrêt et le chien courant soient parfaitement reintés, car cette partie du corps est la cheville ouvrière de leur allure pour quêter ou pour courre en tous pays, aussi, le chien qui est effilé, dont le rein est étroit et long, manquera toujours de ressort, partant de vigueur et de fond. Cette conformation défectueuse peut ne pas provenir des ascendants, mais être le résultat de la négligence du chasseur qui laisse un jeune chien s'abandonner à travers champs ou bois, ou de son imprévoyance, en le faisant chasser, alors qu'il n'est pas encore *noué*, c'est-à-dire qu'il n'a pas acquis sa forme véritable.

Quelques chiens ont le rein très court et carpé. Ce sont des chiens très vigoureux, très légers et qui galoppent haut. Dans les pays de bruyères, de brandes, ces chiens ont beaucoup d'avantages.

Le flanc, large et plein, est toujours celui d'un chien doué d'une grande vigueur de tempérament, car cette conformation indique le développement des intestins ou la puissance avec laquelle l'animal s'assimile une grande somme de nourriture.

Beaucoup de chiens ont le flanc creux et court. En général, cela provient soit de l'abàtardissement de leur sang, soit de ce qu'ils ont souffert dans leur jeunesse, soit enfin de ce qu'ils n'ont pas été assez nourris pendant cette période de leur vie.

Dans le choix d'une lice portière, il faut toujours préférer celle un peu longuette de flancs. La chienne levrettée, dont le flanc manque d'ampleur et au ventre retroussé, ne donnera jamais que des produite chétifs de taille et pauvres de tempéramment.

Lorsqu'un chien a les hanches larges, les cuisses rondes et musculeuses, nous disons qu'il est *bien troussé et gigotté*. Le jarrêt doit être droit, large et pas trop bas.

La hanche étroite, la cuisse plate, le jarret haut et coudé sont de graves défauts. Les chiens, ainsi faits de l'arrière-train, n'ont pas de moyens, ni de fond, s'usent promptement et de plus, ils sont très sujets à *s'allonger*.

Chez les chiens courants à poil ras, il est rare que les individus, dont les cuisses ou le ventre sont garnis de poils longs et raides, ne soient pas très vigoureux et très rustiques.

Les pieds d'un chien méritent toujours le plus sévère examen ; car, sans une forme parfaite de ses appuis, le chien n'aura ni résistance, ni train, et ainsi se trouveront paralysées ses plus brillantes qualités. Les pieds larges et longs sont des pieds défectueux. L'animal manquera toujours d'énergie musculaire dans ces parties si importantes, et, pour cette raison, il sera sujet à s'allonger des doigts. Les meilleurs pieds sont ceux qui rappellent la forme de celui du loup, au talon large et à la pointe serrée ou celle du pied du chat, pied rond, aux doigts courts et bien proportionnés, tous signes de résistance. Les pieds ainsi faits sont préférables à ceux qui ont la conformation du pied du lièvre, pieds, à mon avis, trop longs, partant trop tendres.

Du reste, autant que sa tête et son fouet, le pied d'un chien est un legs de race. Sous ce rapport, il est très curieux à examiner. Mais c'est peut-être sur cette partie de l'individu que l'influence du pays se manifeste avec plus de persistance ; et, en vain rechercherait-on à doter une race de pieds ronds, dans les pays sableux et couverts de brandes, ils reprendraient la forme longue et déliée que leur imprime l'appui doux et mœlleux du sol. Dans les pays plats et humides, il est ordinaire de trouver des pieds gros et surtout mal formés. On pourrait donc dire,

à la rigueur, que seuls, les pays sec au sol
dur, forment de bons pieds. En effet, il est
à la connaissance de tous les chasseurs que
les animaux, qui habitent des forêts de cette
nature de sol, tiennent bien plus longtemps
sur pied, devant les chiens, que ceux qui
sont cantonnés dans des pays humides ou
marécageux et que la forme de leurs pieds
est très différente. Il est donc judicieux,
pour doter les jeunes chiens de bons pieds,
non seulement de leur donner la faculté de
prendre sans cesse de l'exercice, mais encore
de faire en sorte qu'ils s'ébattent et vivent
leur première année, soit dans des cours
pavées, soit sur des terrains élevés, à l'abri
de l'humidité.

On le voit, l'élève du chien est une science
toute d'observation. En raison même de la
malléabillité de sa nature, il faut sans cesse
tenir compte, dans l'entretien comme dans
la création de ses races, de son origine, de
son type et de ses qualités.

Par le seul fait de conditions d'être naturelles mais différentes, telles que climat,
nourriture, etc, l'espèce canine s'est forcément divisée en *races* qui, dociles elles-
mêmes aux influences multiples de la vie
domestique, se sont subdivisées en *variétés*.

La perpétuation des qualités propres à une race étant le but logique de son entretien, l'homme l'a naturellement voulue par l'union des individus qui, eux-mêmes, étaient doués au plus haut degré de ces mêmes qualités ; en un mot, par l'hérédité. Mais ces unions, je le répète, ne doivent avoir lieu qu'entre animaux vigoureux et parfaitement sains. A leur défaut, il serait préférable de recourir au croisement — à l'alliance en dehors — d'un chien d'une autre race, mais accusant bien lui-même du sang de la race à suivre ; d'autant plus que les produits, retrouvant, dans un de leurs ascendants, des caractères communs, une certaine affinité, les répéteraient plus sûrement.

L'entretien ou l'amélioration d'une race — ce qui est même chose, tant il vrai que, sous peine de la voir dégénérer, il faut toujours maintenir son énergie vitale et ses qualités — se poursuit donc de deux manières, soit par le choix exclusif des chiens de la race même qui possèdent, au degré convenable, les qualités recherchées, soit par le croisement des chiens d'autres races remarquables elles-mêmes sous ce rapport. Mais, quelque soit le mode de procéder que

l'éleveur adopte, les soins constants et bien
entendus de l'hygiène sont les aides indispensables des progrès à réaliser. Toutefois,
il est très important de constater — le temps
ayant toujours une grande valeur — que le
croisement, par la raison qu'il ne doit être
surtout pratiqué qu'entre races présentant
la plus grande communauté de caractères,
retrempera le sang et améliorera beaucoup
plus promptement que ne le ferait l'hygiène
la plus exceptionnelle.

Mais, à l'aide de ce moyen, ayant obtenu
les reproducteurs types de la nouvelle variété, l'éleveur doit, sous peine de la voir
s'effacer et bientôt disparaître, maintenir
ses caractères par le choix exclusif et longtemps continué, en un mot, par la *sélection*
des mâles et des femelles qui les repré-
sentent avec la plus parfaite similitude ; car
il n'y a race proprement dite que si les caractères individuels se répètent avec cons-
tance et fidèlement chez les produits, et,
sept générations au moins sont nécessaires
pour faire cette transmission stable et régulière.

Dans le maniement des races, le temps,
ce grand dispensateur de toutes choses,
joue donc un rôle toujours capital; mais,

surtout en fait de chiens et de chevaux, il
est souverain, en raison de la lenteur du
développement de l'organisation de ces
animaux qui oblige l'homme à les attendre
pendant des années. Aussi, le perfectionnement des races de ces deux espèces aura-t-il
toujours comme adversaire, pour ainsi dire
invincible, la succession des temps qui
modifie et limite les moyens aussi bien que
les conditions des éleveurs. Pour ma part,
j'ai déploré bien des fois que la nature nous
ait refusé de faire un vrai chien avant
vingt-cinq mois et un vrai cheval avant
cinq ans !

La réussite de l'élève n'est pas seulement
dans la bonne pratique de ses lois élémen-
taires ; elle dépend beaucoup aussi des soins
nombreux, de l'hygiène, de l'éducation, de
certaines particularités favorables, etc., tous
précieux auxiliaires dont s'aide l'éleveur
pour atteindre le but qu'il s'est proposé.
C'est ainsi que, pour grandir les jeunes les
plus chétifs d'une portée et les faire se
nouer promptement, il faut leur donner en
abondance et de bonne heure, une nourriture tonique et substantielle ; que, dans
l'entretien d'une race qui se montre déjà délicate, dont le sang s'affaiblit visiblement,

on ne doit accoupler que les reproducteurs
dans toute la plénitude de leur vigueur et
de leur énergie; que de vieilles lices ne seront liées que par de jeunes étalons et qu'il
ne sera laissé sous elles, bien que leur fécondité soit diminuée, que les petits les plus
forts, les plus vivaces; que de jeunes lices
ne seront données qu'à des étalons faits, et
que leurs produits les mieux constitués
et les plus vigoureux seront seuls conser-
vés, etc. L'éleveur, pour réussir, doit savoir
sacrifier, quand il le faut, et surtout ne jamais perdre de vue que l'excellence des
qualités physiques est la seule garantie du
parfait exercice des qualités morales.

L'étalon et la lice, choisis comme les plus
propres à entretenir, améliorer ou créer les
qualités recherchées, seront en bon état,
c'est-à-dire en parfaite santé, en pleine vigueur et surtout la peau très nette.

L'étalon, au moins huit à dix jours avant
de saillir, n'aura fait aucune dépense excessive de forces. Les produits d'un chien qui,
peu de temps avant de lier une lice, a subi
de trop grandes fatigues, sont toujours en-
gendrés par lui dans de mauvaises conditions pour leur tempérament comme pour
leur énergie musculaire. Ce n'est pas à dire

qu'il faille tenir le chien sans exercice; au contraire, il lui en faut régulièrement. Mais, il est à rechercher qu'au moment de la saillie, l'étalon soit non au-dessous, mais au-dessus de sa marque, condition dans laquelle est la lice qui, dès que son feu a commencé à se déclarer, a été confinée à l'écart, dans un repos absolu. C'est, du reste, à cette différence d'afflux nerveux entre le chien et la chienne, qu'est due la procréation ordinaire de plus de sujets femelles que de sujets mâles.

D'ordinaire, les lices entrent en folie deux fois par an : au printemps et à l'automne. Chacune de ces chaleurs dure de dix-huit à vingt-cinq jours. En général, le tempérament décide de l'époque comme de la durée de cet état; et c'est d'après l'époque de la première chaleur d'une lice que l'on peut présumer celle à la laquelle, par la suite, elle deviendra en folie. Mais. cette effervescence naturelle est toujours mieux réglée, chez les lices qui ont donné des portées, que chez celles qui n'ont été ni pelotées, ni fécondées.

La chaleur du printemps est, à tous égards, préférable à celle de l'automne. Pour se développer avec tous les avantages,

les jeunes chiens ont absolument besoin
d'une température douce et d'exercice. Au
printemps, ils profitent de l'influence si
bienfaisante du soleil qui leur assure une
atmosphère chaude et de belles journées,
pendant lesquelles ils peuvent vivre à l'air.
Depuis nombre d'années, cette saison s'affirme par des différences de température si
brusques qu'elles ne sont pas sans danger
pour l'éleveur. Il doit se prémunir contre
elles en faisant choix, pour ses lices sur
leur terme, d'emplacements aménagés *ad
hoc*, soit dans des écuries, soit dans des
étables, lieux où la température est toujours
chaude, égale, et où les mères peuvent être
confinées et surveillées, sans risques pour
elles et leur intéressante progéniture.

Au contraire, les portées d'hiver, quelques
soins qu'on leur donne, souffrent toujours
du froid et surtout de l'humidité de l'air.
Par des moyens artificiels et toujours dis-
pendieux, on les garantit, à la rigueur, des
différences de température; mais, elles ne
peuvent jouir de ce qui leur est indispensable : l'exercice au grand air. Aussi, la
plupart des jeunes chiens, nés en automne
et ayant à passer les plus mauvais mois de
l'année, se développent-ils irrégulièrement,

tard, et n'ont-ils jamais la rusticité et la vigueur de tempérament de ceux qui naissent au printemps. Ce n'est qu'à l'user et par la comparaison, entre les élèves du printemps et ceux de l'automne, *devenus des chiens faits*, que l'on peut se rendre justement compte de cette notable différence que bien des chasseurs, qui n'ont pas de l'élève une assez longue pratique, tiennent à tort pour insignifiante. Bien plus, certains estiment comme étant plus avantageuse la chaleur de l'automne, parce que — disent-ils — les jeunes chiens nés en hiver ont la maladie au printemps et y résistent bien mieux! Comme si la maladie, pendant leur première année, n'envahissait pas les jeunes chiens aux époques le plus indéterminées, àussi bien à deux, à cinq qu'à sept et dix mois! Comme si la résistance de l'animal malade n'était pas en raison directe de la force de son tempérament plutôt qu'en raison directe de son âge! Or, d'après ma propre expérience, cette différence en vigueur de constitution est telle que j'affirme que des chiens d'un an, nés vers la fin d'avril ou de mai sont à égalité avec ceux nés en novembre ou décembre, ces derniers ayant cinq mois de plus que les premiers. Du reste, qui ne sait que la vitalité, chez un être quelconque, n'est réellement fixée que par les conditions premières de son existence, que sa puissance est absolument dépendante de ce qu'elles lui auront été ou favorables ou défavorables durant cette période de la vie?

Enfin, en dehors de ces considérations qui ont trait à l'observation des lois naturelles — puissants moyens pour combattre la dégénération de nos espèces et de leurs races — il est d'un grand intérêt de faire stérile, pour les lices, la chaleur de l'automne, par la raison que le veneur ou le chasseur se privent aussi de leurs services pour la saison qui commence, alors que leur ventre s'avale. On est donc obligé de les laisser au chenil pour mettre bas, les débarrasser ou qu'elles se débarrassent de leur lait en nourrissant, et, en dernier lieu, les *retrousser*, toutes choses qui, on le sait, ne sont pas l'affaire de quelques jours, sans compter que la portée qu'elles ont donnée leur a fait perdre nécessairement toute condition pour longtemps, la gestation, l'allaitement ayant déterminé l'affaiblissement général de leur économie.

Dans nos chenils, il n'est pas un homme

de chasse qui ne sache provoquer chez la chienne une folie anormale qui lui fait accepter le chien. Mais tout veneur ou tout chasseur d'expérience se garde bien de le faire. Seuls, les amateurs de remèdes de saltimbanques se livrent à ces pratiques aussi ridicules que stupides, en préparant de leur main, et de l'air le plus mystérieux, de non moins mystérieuses recettes !

En effet, la Nature a des vues sages que la fantaisie de l'homme ne peut impunément contrarier. Cette chaleur *hors tempérament*, et provoquée par l'ingestion de substances dont la liste étrange dénote bien que le charlatanisme n'a pas encore dit son dernier mot, ne peut avoir et n'a que de pauvres résultats, n'étant point, comme celle *naturelle*, déterminée par une action sympathique de tout le système de la génération.

Non seulement il est ordinaire, en pareil cas, que la lice n'en retienne point, mais ces manœuvres troublent et dérèglent son tempérament. Je les signale à dessein, parce qu'elles expliquent ces ardeurs anormales que des lices éprouvent, soit beaucoup plus tôt, soit beaucoup plus tard que l'éleveur ne s'y attendait, ce qui n'est jamais sans le déranger dans ses vues.

Cependant, je ne passerai pas sous silence les moyens que recommande Charles IX, dans son Traité de vénerie *La chasse royale*, que son secrétaire, le marquis de Villeroy, consigna, sous sa dictée, au chapitre : *Comme il faut faire entrer la lice en chaleur*. Les dits du royal veneur témoignent d'un si profond esprit d'observation et de si *subtiles cognoissances du mestier !*

« Afin d'en avoir plus promptement de la race — dit Charles IX — il faut la mettre et tenir avec d'aultres chiennes chauldes et aucunes fois l'enfermer dedans un tonneau qui soit barré si près à près qu'elle n'en puisse sortir et au travers des barreaux luy monstrer petits cheaux, les luy faire sentir et haléner, et si, pour tout cela, elle ne veut entrer en chaleur, faut faire couvrir d'aultres chiennes devant elles et alors ne faudra aussi tost d'y entrer ».

Quelques jours avant d'entrer en chaleur, la lice, par ses jeux avec certains chiens, par les caresses qu'elle leur prodigue, témoigne des désirs amoureux qui, bientôt, la feront tressaillir. Dès lors, ses parties naturelles se développent, s'huméfient et sécrètent, à l'état de gouttelettes, un liquide sanguinolent et d'une nature particulière.

Aussitôt que l'on s'aperçoit de ces premiers signes, il faut, sans tarder, retirer la lice d'avec les autres chiens.

D'abord, si elle était laissée en leur galante compagnie, elle ferait certainement choix d'un époux qui pourrait bien ne pas être celui qui lui est destiné. Or, il est fort important, surtout pour une lice à sa première fécondation, d'éviter qu'elle ne prenne idée d'un chien autre que celui qui lui sera donné. Ensuite, sa présence créerait vite, entre les chiens, des rivalités qui dégénéreraient en haines et en batailles journalières. Enfin, en forêt ou dans les champs, il en est qui, la sachant au chenil et n'écoutant que leurs désirs, abandonneraient la menée de leur animal ou leur chasseur pour revenir à la maison.

La lice en folie sera donc — à l'insu des chiens — conduite et renfermée dans une chambre faisant partie d'une construction éloignée du chenil. Il faut même qu'ils n'en aient pas le vent, sans quoi ils hurleraient lamentablement nuit et jour.

Vivant seule ou avec d'autres lices en même état qu'elle, la lice en folie doit être absolument gardée des approches de tout chien. Bien plus, il est indispensable qu'elle n'en puisse voir aucun pour prévenir chez elle toute impression mentale.

Une nourriture saine, de l'eau claire et fraîche en abondance, voilà ce que son état exige.

Tout le temps que durera sa chaleur, la lice, pelotée ou non, restera donc confinée, et, seulement quand son feu sera tout à fait éteint, on pourra — si elle n'est pas lice portière — la rentrer au chenil et la mener à la chasse. Mais, avant d'être mise en contact avec les autres chiens, elle sera lavée à fond au savon noir et à l'eau chaude additionnée de quelques cristaux de sulfure de potasse, afin d'annihiler l'odeur si pénétrante dont tout son poil s'est imprégné. Sans cette précaution, à son retour au chenil, aussitôt entourée et poursuivie par nombre d'adorateurs, non seulement elle dérangerait tous les autres chiens qui, par leurs caresses, rallumeraient pour quelques jours sa folie, mais encore, la jalousie aidant, les plus ardents se pilleraient entre eux.

Maintenant, pour refroidir les lices que l'on ne destine point à la reproduction, il est indispensable de les soumettre à une nourriture très rafraichissante. Deux purgations, à cinq jours d'intervalle, et quelques lavements camphrés, apaiseront leur feu et préviendront les désordres que cause toujours l'inobservation des lois naturelles. Une légère saignée est le véritable spécifique de toute effervescence érotique, mais il ne faut en user qu'à l'endroit de celles qui sont d'un trop riche tempérament et dont les ardeurs se prolongent au delà de leur terme ordinaire.

En général, il est sain, pour les lices, de faire des chiens. Pour certaines d'entre elles, d'une nature par trop nerveuse ou même affectées d'un état maladif, c'est un des moyens les plus sûrs de les calmer, de les nettoyer à fond et de faire disparaître toute trace de maladie.

Huit ou dix jours après qu'elle est entrée en chaleur, la lice peut se laisser saillir. Il est rare qu'avant ce laps de temps, si elle est en pleine santé et en pleine vigueur, elle souffre les approches du chien. Mais, il est à recommander de ne pas précipiter les choses; car, une lice, au moment où sa chaleur est la plus vive, est certainement dans de moins bonnes conditions pour en retenir que si sa folie était moins chaude. C'est en partie à ce refroidissement qu'est

due la fécondation inmanquable des chiennes que nous voyons en liberté et poursui-
vies par des soupirants de toute taille, refroidissement occasionné par la fatigue et
l'éreintement qu'elles ont subies en se dé-
robant, pendant des journées entières, à
leurs caresses incessantes.

Quant à la lice qui a déjà été fécondée,
cela va comme sur des roulettes. Les deux
amants, réunis dans une chambre mi-obs-
cure, on les laisse faire à leur aise. Seulement, dix minutes après, on doit s'assurer
si l'étalon a lié la lice, afin de les mettre à
l'accouple, ce qui est toujours chose pru-
dente. Mais, si le chien n'était pas encore
arrivé à ses fins, il serait sage alors de le
reprendre, afin qu'il ne s'épuise pas davantage et ne lie pas la lice, fatigué des efforts
auxquels il s'est déjà livré. A deux heures
d'intervalle, après l'avoir restauré copieu-
sement et promené, on le redonnera à la
chienne.

L'étalon dénoué d'avec la lice, sera de
suite séparé d'elle, pour qu'il ne lui soit
point laissé le loisir de renouveler la saillie,
ce qui serait brûler sa poudre aux moi-
neaux. Mais, avant de le reconduire au
chenil, il sera passé, par tout le corps, à

l'éponge bien humide d'eau fortement vinaigrée. Sans cette précaution, à son entrée, soit dans la cour, soit dans la chambre,
tous les chiens ne manqueraient pas de venir le flairer par tout son individu, pour
s'assurer de sa bonne fortune, et on l'exposerait à être pillé dangereusement par
les plus jaloux. L'acide acétique dont le
dégagement annule l'odeur *sui generis* de
la lice, les trompe et ils s'éloignent avec
dégoût de leur heureux rival.

Il n'est pas nécessaire qu'une lice soit
liée plusieurs fois pour qu'elle en retienne,
mais il est toujours plus prudent de lui
donner deux fois l'étalon, à vingt-quatre
heures d'intervalle. Deux saillies seront
toujours plus sûres qu'une seule; en outre,
en satisfaisant les désirs amoureux, souvent
si violents chez la chienne, elles calment
son feu et contribuent à l'éteindre.

On peut impunément nourrir de mouée
une lice à sa première ou à sa troisième ou
quatrième portée, mais à la condition
qu'elle sera rationnée assez justement pour
qu'elle ne s'en puisse remplir à son appétit,
ce qui l'exposerait à couler. Pour plus de
sûreté et pour prévenir toute négligence, il
est donc sage, pendant les huit ou dix jours

qui suivent la saillie, de la nourrir exclusivement au pain sec et cassé en menus morceaux. Le pain, ainsi donné, ne ballonne pas les intestins comme la mouée, et l'animal le mâche, le déglutit lentement, au lieu qu'il avale la soupe et s'en remplit rapidement. Or, dans le cas qui nous occupe, il est important que l'estomac, gorgé subitement de nourriture, ne refoule point la masse intestinale dont la pression s'exercerait alors au détriment des fonctions de l'appareil interne de la génération.

Les transports par voies ferrées, les fatigues de la chasse, les curées sont également dangereux pour la lice qui a été couverte. Elle ne doit jamais être exposée aux aléas des voyages, et il n'est pas douteux que ce sont tous ces transbordements de voiture qu'elle subit, ainsi que la trépidation du chemin de fer qui l'effrayent, la fatiguent et la font couler. A mon avis, il faut seulement la mener à l'ébat en même temps que tous les chiens; mais, dès qu'elle est devenue pesante, il est prudent de la promener une fois par jour, tenue au trait, afin de conjurer toute mauvaise chance de la faire avorter. Du reste, l'exercice journalier est le meilleur moyen de rendre sa parturition facile.

Durant la gestation, il ne faut pas trop nourrir une lice pour qu'elle conserve toujours la peau nette. Dans le cas où elle serait échauffée, gardez-vous bien de la purger, ce qui la ferait couler, mais rafraichissez-la avec des légumes, du lait caillé et non du petit lait, qui lui donnerait sûrement des coliques. Au moment de chienner, elle doit être en bon état, mais il serait préférable qu'elle fût plutôt maigrelette que trop grasse.

> *Neuf semaines et trois jours,*
> *Portent chiennes, louves et ours,*

selon ce vieux dicton de chasse. Et il est rare, en effet, qu'une lice porte moins de soixante-et-un et plus de soixante-cinq jours.

Cinq semaines après son accouplement, la lice commence à dénoter par divers signes qu'elle en a retenu. D'abord, son ventre s'arrondit, puis, ses flancs se creusent, et, enfin, ses brémes se développent. En outre, aux extrémités de celle-ci, on commence à sentir, au toucher, une certaine fermeté que ne révèlent point les mamelles des lices qui ne sont point fécondées.

Chez les lices qui ont fait des chiens, il

est ordinaire — bien qu'elles n'aient pas été pelotées — de voir leurs brèmes se développer, se gonfler de lait, et ce liquide couler en abondance à l'époque même où elles auraient eu des chiots à nourrir.

Après six semaines de gestation, selon qu'une lice se décharne plus ou moins rapidement, on peut juger du nombre plus ou moins élevé de jeunes qu'elle porte. J'ai remarqué également que la disparition plus ou moins lente des chairs qui garnissent les rayons postérieurs coïncidait régulièrement avec leur plus ou moins de grosseur.

Quelques jours avant de faire ses chiens, la lice se montre plus lourde que d'habitude, plus paresseuse à l'ébat, ses parties naturelles se tuméfient et sont humides d'un liquide qui prépare les tissus à la dilation qu'ils auront à subir. C'est alors qu'une fatigue, un effort violent ou un accident, peuvent avancer son terme.

Cinq ou six heures avant d'entrer en gésine, elle en est prévenue par les douleurs qui accompagnent toujours la parturition. Elle est inquiète, agitée et regarde souvent ses flancs qui témoignent visiblement de l'agitation des jeunes dans son sein. Il est alors nécessaire qu'elle soit couchée sur un banc assez large pour qu'elle puisse facilement s'étendre et changer de position. Du reste, elle se charge elle-même des préparatifs de ses couches, en écartant toute la paille qui faisait son lit, de manière à reposer sur les planches mêmes du banc. Son instinct de mère lui dit que, sur une surface plane et résistante, non-seulement elle ne risque pas d'étouffer, sous elle, quelques-uns de ses jeunes, mais encore que ses petits pourront s'en aider pour graviter vers ses mamelles.

La nature se charge ordinairement de délivrer la lice en gésine. L'écoulement des eaux est le premier signe qu'elle a mis la main à l'œuvre dont le cours, dix-neuf fois sur vingt, est normal, à la mise au jour de son premier-né, la lice, oubliant ses douleurs, s'en empare fiévreusement, le débarrasse du *placenta* qu'elle déglutit, le sèche de la langue et coupe de la dent le cordon ombilical. Elle ne cesse de le lécher que lorsqu'elle se sent reprise des contractions utérines, qui, après chaque part, se succèdent chez elle, avec trente à quarante minutes de repos, souvent plus, souvent moins.

S'il est inutile de veiller une lice qui a déjà fait plusieurs portées, il est indispensable de se tenir auprès d'une jeune lice en gésine, pour se rendre compte de ses façons qui indiquent si elle sera bonne ou mauvaise mère. Il en est, en effet, qui, obéissant à d'horribles mouvements, n'hésitent pas à dévorer leur progéniture. Mais, seule, la personne qui a l'habitude de soigner une lice pleine, doit l'approcher lorsqu'elle a fait ses jeunes. En mettant en poche la clef de son chenil, on se garantira contre la curiosité de chacun, curiosité qui peut avoir de funestes conséquences; car, il est certain, pour moi, que c'est la présence de personnes étrangères qui, inquiétant la mère, la pousse à tuer ses petits dans la crainte qu'on ne les lui dérobe.

Cependant, il se peut qu'une lice *chienne* avec difficulté. Il faut alors soutenir ses forces, soit avec du bouillon tiède, soit avec du vin chaud sucré. Quelques friction sèches, sur les reins et la région abdominale, sont également d'un excellent effet. Enfin, quelquefois, quand la parturition est par trop pénible, ce que la lice indique par des contractions extrêmes, le battement précipité de ses flancs, ses gémissements, etc., on est bien obligé de l'aider de la main. L'opérateur doit alors la bien caresser, lui parler, et il agira avec la plus grande précaution, les doigts largement enduits d'huile d'olive, s'appliquant à faire coïncider ses propres mouvements avec les efforts que la chienne fait elle-même.

La fécondité d'une lice varie selon son âge, selon son tempérament, selon son état lorsqu'elle a été pelotée, et surtout, selon le plus ou moins de vigueur de l'étalon au moment de la saillie. On ne peut avancer, à ce sujet, que des évaluations purement approximatives. Cependant, on estime que la production d'une lice portière est, en moyenne, de sept à huit petits par portée. Il n'est pas rare de voir des lices mettre au jour quatorze et même seize petits. Je me rappelle qu'une chienne pointer marron zain, appartenant à M. le comte d'A..., en mit bas dix-huit dans le chenil de mon père. Enfin, pour confirmer ce que j'ai dit plus haut, je citerai le fait suivant : L'année dernière, j'ai fait lier dans d'excellentes conditions et par le même étalon, chien des plus vigoureux, les deux sœurs, lices anglo-saintongeoises, l'une dans le but de la nettoyer, l'autre, pour en tirer

race. Elles n'avaient point encore porté.
La première m'a donné cinq petits, la seconde, onze ! on ne peut donc justement
évaluer, même la portée d'une jeune chienne.

Du bouillon léger ou du lait coupé de
gruau, sont les aliments qui conviennent le
mieux à la lice qui vient de mettre bas.
Tant que la fièvre de lait n'est pas éteinte,
on ne lui donne que des soupes maigres, et
peu à la fois. Mais, sa santé régularisée et
nourrice, elle aura, trois fois par jour, de
la mouée, c'est-à-dire du bouillon, du
pain, quelques légumes, mais pas de viande.
C'est en nourrissant en abondance et trop
promptement la lice qui a des chiots sous elle,
qu'on l'expose à un échauffement général,
qui détermine toujours des engorgements
laiteux, altèrent le lait et le changent en un
poison mortel pour les petits. On ne saurait donc trop s'assurer à la main, de temps
en temps, de l'état des brèmes ou mamelles
de la nourrice. Elles doivent être pleines,
mais molles sous les doigts. Si, au toucher,
on sent quelque dureté, il faut de suite vider à fond la mamelle jusqu'à ce que le
lait, qui en coule, soit d'une parfaite blan-
cheur ; sans cette précaution, l'éleveur est
exposé à voir, dans une portée, précieuse

pour lui, un ou plusieurs chiots en proie à de violentes coliques, ce dont ces petits animaux témoignent par des gémissements incessants. C'en est fait d'eux ! Ils ont sucé un lait empoisonné, et, pour vous en assurer, pressez cette mamelle enflammée, sèche, dure, il en sortira d'abord un liquide d'un roux sanguinolent, puis le pus d'un abcès. Les lices d'un tempérament généreux, qui ont gardé beaucoup d'état, exigent une surveillance active sous ce rapport.

Durant les premiers jours, la lice est si attentive, si jalouse de ses petits, qu'elle ne les quitte que le temps nécessaire de prendre sa nourriture et de vaquer aux fonctions naturelles. Elle sait bien que la chaleur de son corps, plus encore que son lait, est l'élément indispensable à l'entretien de leur frêle existence ! Cependant, l'exercice lui est fort sain pour prévenir l'échauffement du lait, et il faut la mettre à même de pouvoir en prendre libre dans une cour. Mais ne lui permettez pas d'errer çà et là et à son gré. D'abord, ce serait l'exposer à un accident que son caractère agressif de nourrice provoquerait certainement, soit au contact d'autres chiens, soit

méme de la part de gens qu'elle rencontre-
rait; ensuite, elle se remplirait de toutes les
saletés qu'elle trouverait et reviendrait,
vers ses petits, malpropre et ayant ramassé
de la vermine.

Il ne faut pas laisser, à une lice, tous ses
jeunes plus de deux ou trois jours, si elle a
donné une forte portée. Non seulement elle
pourrait, pendant son sommeil, en étouffer
inconsciemment quelques-uns, mais elle
s'épuiserait bien vite à les nourrir. Enfin,
dès leur naissance, comme il se trouve des
chiots plus vivaces, plus forts les uns que
les autres, les plus robustes s'empareraient
des mamelles au détriment des plus faibles.

L'éleveur, afin de remédier à ces inconvénients, n'hésitera pas, tout d'abord, à sacrifier les plus chétifs, les *culots*, comme
on dit en langage de chenil, ce qui déjà sou-
lagera la nourrice. C'est un fait reconnu
que ces petits êtres, conçus et nés malingres, quelques soins qu'on leur donne,
manqueront de taille, de vigueur et surtout
d'ossature. Ensuite, selon le nombre restant
sous la mère, il jugera s'il doit encore diminuer la portée ou la laisser telle quelle.

On peut toujours conserver à une lice
bonne nourrice et bien alimentée, pendant

huit ou dix jours, la moitié de sa portée
pour la débarrasser de la surabondance du
lait, et cela, sans crainte de l'affaiblir ; mais
ensuite, il est d'une impérieuse nécessité
d'en diminuer l'importance. Car, bien que
le nombre de jeunes qu'une lice puisse
nourrir, sans préjudice pour sa santé et le
développement de sa progéniture, ne soit
pas déterminé et dépende naturellement et
de son tempérament et de l'abondance du
lait, il est constant qu'une lice nerveuse ou
délicate ne devrait jamais allaiter jusqu'au
sevrage plus de deux chiens, et, la lice qui
a déjà porté et qui est forte de constitution,
plus de trois ou quatre. C'est la dispropor-
tion des forces de la mère, eu égard au
nombre des petits laissés sous elle, qui a
accrédité cette erreur qu'une chienne s'use
promptement si elle fait souvent des portées. Toutes les fois qu'une lice donnera
des chiens, dans les conditions énoncées
plus haut, non seulement elle parviendra à
un âge avancé, mais elle jouira d'une santé
parfaite.

Pour résoudre, à son avantage, les difficultés inséparables de l'élevage des chiots
à leur premier âge, l'éleveur doit s'être
assuré la libre disposition de certaines res-

sources. Au nombre des plus précieuses, il faut compter ces rares et bonnes chiennes qui, par leurs qualités de tempérament, la douceur de leur naturel, sont, par vocation, d'excellentes nourrices. Indépendamment de leur caractère, elles accusent ce penchant par le développement anormal de leurs brèmes qu'on ne peut jamais retrousser complètement. Point n'est besoin de les faire lier. Soixante jours après qu'elles ont été en folie, le lait pointe à leurs mamelles charnues. Elles souffrent bientôt de cette sécrétion trop abondante et c'est avec joie qu'elles acceptent de suite les nourrissons qui leur sont confiés et qui, pendus à leurs brèmes, les soulagent et satisfont chez elles leurs instincts si développés de maternité.

Il y a sept ans, j'ai été témoin d'un fait trop curieux pour ne pas lui donner place ici. Une lice pointer, chienne de prix, saillie par l'étalon *Rock*, du Jardin d'Acclimatation, m'avait donné sept jeunes de belle venue et de même couleur, blanc et marron, livrée de la mère et du père. Tout allait à souhait. La chienne, sortie pour prendre un peu d'exercice, trouve un ouvrier étranger à la maison près de ses petits. Elle l'attaque vigoureusement et

reçoit — sans que je le sache à temps
— un coup de pied dans les flancs. La
violence du choc fut telle que, huit heures
après, elle était morte ! Et me voilà, sur
les bras, sept orphelins, âgés d'autant de
jours ! Je les fais mettre dans une caisse
entourée d'une couverture et garnie d'un
épais lit de foin bien sec, et, ladite caisse est
placée au soleil, appuyée au mur de la cour
du chenil de la meute. Bientôt, leurs vagis-
sements répétés sont entendus des chiens
qui se tiennent à la grille, très curieux de
se définir ce bruit inusité pour leurs oreilles. Parmi eux, je remarque une jeune lice
de trente mois qui a coulé après avoir été
saillie par un des plus beaux chiens de lièvre
du Poitou. *Merveille*, — c'est son nom — ne
peut se décider à quitter la grille, et bientôt
elle se plaint sur le ton le plus lamentable.
Je la fais sortir du chenil. Elle se précipite
vers la boîte, écarte, tant bien que mal, les couvertures, s'introduit avec mille précautions
près des chiots, les ramasse sous elle, puis
l'excellente bête s'étend pour leur offrir ses
mamelles ! Par bonheur, la secrétion du
lait, chez elle, n'était point encore tarie.
Ses enfants d'adoption, affamés, la tettent
avec ardeur, raniment l'action sympatique

des vaisseaux lactifères, et *Merveille* nourrit ses petits pointers comme s'ils eussent été ses propres jeunes ! Tous ont réussi.

Je répèterai, à dessein, que la plus grande difficulté à vaincre, dans l'élevage des chiots à leur premiers âge et enlevés à leur mère, ce n'est pas de les nourrir, mais bien de leur assurer une atmosphère égale, très chaude, les mettant à l'abri du froid et de l'humidité qui leur sont mortels. La chaleur tel est leur plus impérieux besoin pour que la vie s'entretienne chez ces frêles créatures ; sans chaleur, ils s'engourdissent, refusent tout liquide, frissonnent et s'éteignent glacés. Toutes dispositions pour les sauvegarder de cette fin déplorable sont donc bonnes à prendre.

Profitant d'un moment où la lice aura quitté ses petits, on lui enlèvera les plus forts qu'on aura la précaution de déposer en sûreté et loin d'elle, sans quoi, elle irait les reprendre les uns après les autres.

Cela fait, si vous avez, sous la main, une nourrice dont vous êtes sûr et que vous aurez installée pour recevoir ces orphelins, il faut, avant de les lui confier, les oindre par tout le corps avec du lait que vous au-rez fait couler de ses propres mamelles. Cette précaution prise à son insu, vous remettrez, sous elle, les chiots ; vous la verrez aussitôt les sentir avec une vive curiosité, les retourner du nez, puis, elle les léchera avidement... Dès lors, leur adoption est faite.

Mais, le plus souvent, le propriétaire d'une chienne qui a mis bas n'a point à sa disposition ou a négligé de se créer ce précieux moyen que tout éleveur, dont le chenil a quelqu'importance, prend bien soin de s'assurer, sous peine de mettre en détresse mère et petits ; il lui faut donc — s'il est désireux d'élever toute la portée — avoir recours à l'allaitement artificiel pour les chiens séparés de leur nourrice naturelle.

Tout d'abord, il les confinera dans une boîte aux planches bien assemblées, pour éviter les courants d'air, et abondamment garnie de foin, le plus fin possible. Cette boîte d'élevage sera isolée du sol par une épaisse couche de paille et placée dans un lieu très sec et bien chaud, soit une écurie, soit une étable. En la recouvrant d'une couverture de laine pliée en quatre, les chiots seront parfaitement à l'abri du froid et de l'humidité. Ensuite, on les allaitera — cinq fois par jour — à l'aide du biberon.

Sous le rapport de l'appropriation de la nourriture au tempérament, de la qualité, de la quantité et surtout de la régularité des repas, ce mode d'allaitement a d'incontestables avantages, et, selon moi, il est préférable au lait d'une chienne qui n'appartient pas à la race dont les jeunes à élever sont les représentants. Le proverbe — *l'erreur se suce avec le lait* — est une vérité dont l'affirmation est bien plus fréquente dans l'espèce humaine que dans l'espèce canine. On n'y attache pas, en général, toute l'importance qu'il mérite, et cependant, il justifie pleinement la manifestation subite de certains instincts tout à fait étrangers aux parentés.

Le biberon, — en tous points semblable à celui dont on se sert pour l'enfant — aura le bec en caoutchouc aussi petit que possible, mince de substance et très souple sous la pression des doigts. Il sera choisi parmi les flacons de verre les plus épais pour qu'il résiste mieux à la dilatation déterminée par son immersion dans l'eau chaude, lorsqu'il sera nécessaire d'attiédir le lait qu'il contiendra, et surtout, pour qu'il conserve bien la chaleur.

Le lait de vache est celui qu'il faut préférer, pour les chiots en bas âge, et, il ne doit leur être donné que tiède et légèrement sucré. Froid et sans sucre, il aurait une action purgative. Bien entendu, celui qui vient de sortir du pis de la vache est excellent.

Pour leur faire accepter aisément le bec du biberon, on le mouillera de lait et on leur frottera le museau. Instinctivement, ils s'y attacheront comme des sangsues. La rondeur de leur ventre donnera la juste mesure dans laquelle il faut les nourrir.

Ces soins d'allaitement, assez minutieux, mais à donner avec régularité, ne durent qu'une semaine environ; car, vers le dixième ou onzième jour, après leur naissance, les chiots ouvrent les yeux à la lumière. Dès lors, on peut essayer déjà de leur apprendre à boire tout seuls. Aussitôt qu'on les voit s'en acquitter avec conscience et témoigner que, chaque jour, ils prennent des forces nouvelles, on fera épaissir, dans du lait, par parties égales, une ou deux poignées de farine de froment et d'orge, et on leur donnera cette bouillie d'abord assez liquide, puis plus condensée peu à peu. Lorsqu'ils la mangeront avidement, on leur fera de la mouée avec du lait, de la mie de pain d'orge et du bouillon non salé. Le

bouillon s'allie parfaitement au lait et ce
mélange constitue une nourriture très fortifiante. Néanmoins, les chiots ne doivent
jamais être privés, matin et soir, de lait de
vache sortant du pis, si on veut les voir
grandir à vue d'œil, se maintenir frais et
gais.

Je ne saurais trop prémunir l'éleveur contre la tendance générale de pousser en nourriture les chiots à leur bas âge. L'intention
est excellente, mais le résultat déplorable.
L'abus d'une nourriture trop abondante,
surtout trop chaude pour leur tempérament,
qui ne fait que s'indiquer, use ces petits
êtres dont les intestins sont encore d'une
délicatesse extrême. Au lieu de se développer, d'être garnis de chair, on les voit mai-
grir, se décharner complètement et mourir
en dépit de tous les soins. Ils sont victimes
d'une inflammation gastro-intestinale.

Quant aux chiots nourris par leur mère,
il faut les préparer au sevrage, un mois
après leur naissance. Pour aider à leur développement et aussi pour ménager les forces de leur nourrice, il est avantageux de
les habituer à boire du lait de bonne heure.
Pour les y faire, il suffit de tenir la lice
éloignée d'eux pendant le jour, on ne la leur

rend que pour la nuit. Une fois sevrés, on les nourrit, comme j'ai dit plus haut, touchant les chiots élevés au biberon.

La lice, qui a nourri, a droit à des soins tout particuliers. Avant de songer à réparer la perte sérieuse que son économie a faite, en nourrissant ses jeunes avant et après leur venue au jour, il faut la traiter pour la débarrasser du lait qui afflue encore dans ses mamelles. Une nourriture rafraichissante lui est tout d'abord nécessaire, ensuite, matin et soir, il faut la traiter de façon à lui dégager les brémes autant que faire se pourra, d'une part, afin de prévenir des engorgements laiteux qui déterminent des indurations de nature cancéreuse, de l'autre, pour réduire le développement des mamelles, en un mot, la *retrousser* convenablement. Quelques écuellées de lait, dans lequel on aura fait bouillir une poignée de persil et données à jeun, agissent activement sur la sécrétion lactifère et servent utilement pour la dissiper. Les brémes, à peu près vides, seront alors enduites largement, et, deux fois par jour, d'un mastic assez liquide et préparé, soit avec du blanc d'Espagne, soit avec de la terre franche délayée avec du fort vinaigre.

Une fois bien retroussée, la lice sera purgée deux fois, à dix jours d'intervalle, et elle reprendra au chenil la place qu'elle occupait avant d'être devenue lice portière.

Issus de l'étalon et de la lice dont les qualités aussi bien physiques que morales ont décidé l'alliance, les jeunes chiens tiennent, de leur père et mère, le germe de toutes ces mêmes qualités. Il ne s'agit donc plus que de seconder le développement des unes et des autres par les soins de l'hygiène et par l'éducation.

Un mois après leur sevrage, les chiots doivent être purgés légèrement avec de la manne fondue dans du lait. Ensuite, chaque mois, jusqu'à ce qu'ils aient dépassé l'âge de la maladie, il faut tenir leurs intestins libres par des purges douces et alternées, soit avec de l'huile de ricin, qui est un excellent vermifuge, soit avec du gros sel, soit avec de l'aloès, etc. C'est le meilleur moyen — avec la vaccination — d'en atténuer les effets si destructifs chez ces jeunes animaux, particulièrement chez ceux dont la race est très affinée.

C'est également avec précaution qu'il faut changer leur nourriture, si l'on veut éviter la dyssenterie ainsi que des éruptions

qui ne font que les affaiblir et les arrêter
dans leur croissance. Mais, n'admettez
jamais qu'il soit laissé de la mouée dans
les auges, sous prétexte qu'ils peuvent ainsi
se remplir quand ils le veulent. Rien ne
dérègle davantage leur appétit. Un homme
de chenil doit toujours s'appliquer à juger
la quantité de nourriture nécessaire à un
chien. Le moyen est bien simple. A moins
qu'il ne soit délicat, se nourrisse mal, dès
qu'un chien choisit ses morceaux, éloi-
gnez-le des auges et laissez-le sur sa faim,
cela vaut beaucoup mieux. A l'appétit, me-
surez donc la nourriture ; mais retenez bien
qu'avec les jeunes chiens, en raison de leurs
organes digestifs qui n'ont point encore
acquis toute leur puissance, elle doit leur
être distribuée trois fois par jour : le matin,
à midi et le soir. Les nourrir peu à la fois,
mais souvent, tel est le secret pour réussir.

Les entretenir dans la plus grande propreté, les préserver des mouches, de la vermine, les faire s'ébattre à mi-soleil, ce sont
là tous soins indispensables à leur parfait
développement. Mais, encore une fois, ce
n'est point assez, pour les faire vigoureux,
qu'ils soient assurés d'une nourriture saine,
abondante, régulièrement donnée et appro-

priée à leur âge ; il faut qu'ils aient beaucoup d'exercice, c'est-à-dire la liberté d'aller, de venir, de jouer, tout en étant à l'abri d'un accident. C'est ainsi qu'ils se muscleront les cuisses et les épaules, qu'ils se fortifieront les jarrets et les poignets, et, enfin, qu'ils se feront d'excellents pieds, toutes qualités qui sont l'apanage des animaux de haute valeur, et dont l'éleveur doit être sans cesse jaloux de doter la race dont il poursuit l'entretien, de quelque sang qu'il soit.

Aujourd'hui, nos races de chiens de chasse à courre comme à tir, si croisées qu'elles aient été, comptent encore, comme fidèles représentants de leurs types, assez d'individus d'un sang généreux, sinon pur, pour que nos maîtres d'équipage, pour que nos chasseurs puissent tenter, avec succès, de reconstituer celles qui, à leurs yeux, ont le plus de prix.

A l'aide de ces derniers spécimens, et, avec de la persévérance, avec des soins et au moyen des alliances, *entre mâles et femelles les mieux racés*, ils peuvent être assurés, non seulement d'en ressusciter la figure, mais encore d'en hausser les qualités physiques et morales.

Ces éléments, à la vérité, sont par trop dispersés dans notre pays pour que l'éleveur puisse les avoir à volonté sous la main, ce dont on s'est autorisé pour dire qu'ils n'existaient plus. L'apparition tout à fait inattendue, dans nos concours de Paris, de quelques-uns de ces chiens qui ont encore conservé la marque de leur race jusqu'à être une curiosité, pour beaucoup d'amateurs, est un enseignement pour devenir plus circonspect à l'avenir. En fait de chiens — surtout dans notre pays dont la configuration constitue tant de berceaux de races — il faut se garder de juger de l'état des choses par le bout de sa propre lorgnette, dont le rayon visuel est forcément très limité. En présence de la population considérable de chiens disséminés par tout le territoire de la France, n'est-ce pas une fraction bien faible que le nombre de quatre à cinq cents chiens qui ont pris part à chacune de nos Expositions ? Combien de chasseurs, au fond de nos provinces, aussi inconscients des valeurs qu'ils possèdent que peu désireux de les montrer, reculant par nécessité devant les frais de voyage, de concours, etc., se sont abstenus d'y paraître, et, par contre, de révéler l'existence de chiens que des éleveurs auraient payé dix fois la valeur qui leur est attribuée par leur propre maître !

C'est là une vérité que démontrera l'organisation des *concours régionaux* que, depuis plus de dix ans, et, dès les premières lignes de cet ouvrage, j'ai signalé comme le seul moyen de produire, au grand jour, ces chiens qui sont appelés à multiplier les sources desquelles doivent sortir — si nous le voulons fermement — la régénération et la reconstitution des races.

Que de nombreuses et graves commotions politiques aient bouleversé, depuis cent ans, notre pays, et ce, toujours aux dépens de ses richesses nationales, et qu'elles aient eu, pour résultats funestes, de jeter le désarroi parmi les familles, d'arrêter l'essor de leurs goûts, cela ne saurait être douteux. Néanmoins, il serait injuste de ne point constater que certaines erreurs, commises de bonne foi ou suggérées du fait même de la mode, ont contribué pour beaucoup à l'abaissement et à la presque disparition de nos races de chiens. Au nombre des plus dangereux, il faut citer l'abus du croisement. Par un trop grand nombre de nos veneurs et de nos chasseurs, le métissage a été élevé à la hauteur d'un principe, tandis qu'il n'est en réalité, qu'un moyen. Au lieu de s'en servir avec mesure comme d'un aide précieux, économisant du temps, pour remonter le tempérament, refaire la vigueur, chez toutes nos races au sang affaibli, par défaut d'hygiène autant que par insouciance des lois de l'élève, on a usé du métissage sans modération, et forcément, il en est advenu la dispersion des caractères, la confusion des types, en un mot, la multiciplité des variétés. Regrettables errements que de trop prompts succès sont venus encourager. Intelligence, temps et soins perdus pour l'avenir ! Créations appelées à disparaitre avec leurs auteurs mèmes ! Tels sont les inévitables résultats du croisement par trop répété pour l'éleveur qui n'a point abordé de front le problème de la reconstitution de telle ou telle des races employées par lui, avec tous ses défauts corrigés, avec toutes ses qualités améliorées.

La manière de procéder, dans le croisement, a contribué également pour beaucoup à l'absorption de nos races. L'emploi, par trop exclusif, des étalons anglais avec des lices françaises a détruit leur type, qu'aurait

maintenu le croisement des étalons français
avec des lices anglaises et qui ne s'est conservé qu'à la faveur de l'élève dans le pays.
Le premier mode, je le sais, est plus rapide que le second dans ses résultats, mais,
il lui est inférieur et comme sûreté de répétition des qualités morales, et comme
homogénéité des caractères. C'est du même
ordre d'idées qu'est né l'argument — si
souvent invoqué dans la plupart des berceaux de nos races chevalines — pour combattre le soi-disant *abus du pur-sang* qui
n'était, en somme, que l'emploi par trop
exclusif de l'étalon anglais, ce qui n'est
pas du tout la même chose ; car, jamais
l'excellence d'un princiqe ne sera dépendante de sa plus ou moins juste applica-
tion.

Enfin, ne dois-je point rappeler que, si,
de tous temps, ils furent nombreux, les veneurs et les chasseurs aimant passionné-
ment la chasse, la plupart ont confié l'entretien de leurs chenils, la perpétuation de
leurs races, à des serviteurs qui, bien qu'ils
fussent habiles dans le métier, ignoraient
les lois premières de l'élève ? Livrées ou
plutòt abandonnées à leur directions, les
races devaient forcément dégénérer sous la

pernicieuse influence et d'alliances dénuées de toute combinaison des qualités physiques et morales et des croisements auxquels ne présidait même pas le choix du sang.

Mais, toutes ces erreurs ont eu leur temps. De nobles exemples ont été donnés. La voie est maintenant droite et bien tracée. L'avenir de nos races est tout entier dans leur reconstitution, au moyen des éléments dont nous disposons encore ; et je dirai plus, les succès à venir du métissage en sont absolument dépendants. Pratiquons donc sérieusement la science de l'élève. La défaveur qui pèse sur nos chiens n'est, en grande partie, que l'effet des mauvaises conditions dans lesquelles ils ont été logés, nourris et perpétués.

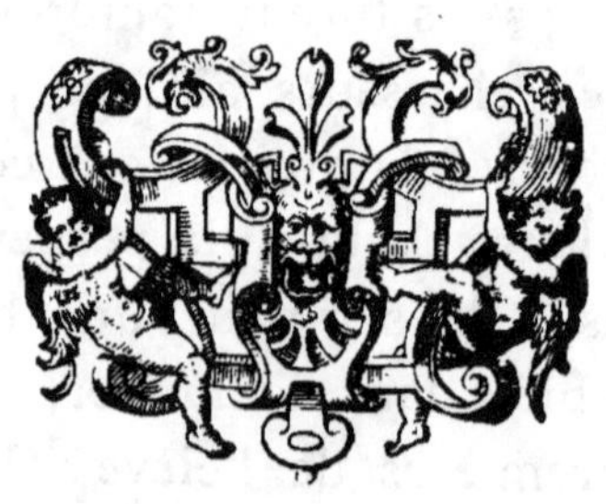

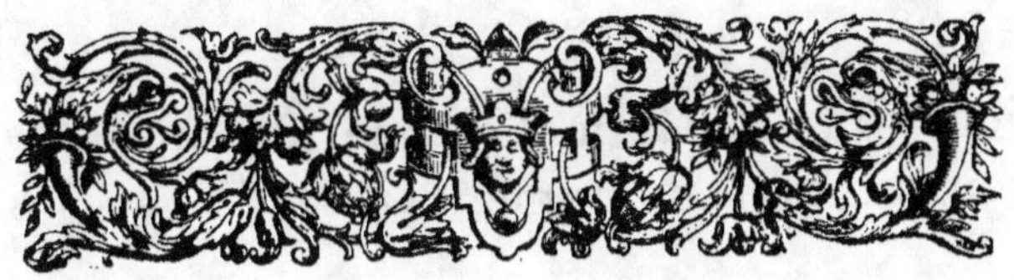

CHAPITRE IX

SOINS THÉRAPEUTIQUES

L'HYGIÈNE est le meilleur vétérinaire des chiens. Néanmoins, tout homme de chasse doit posséder certaines connaissances thérapeutiques qui lui permettent de soigner leurs affections les plus ordinaires et de leur donner, en l'absence d'un praticien, les premiers soins qu'exigent des maladies ou des accidents graves.

DES SIGNES DE SANTÉ

En santé, le chien est gai et a bon appétit. Son poil est lustré et onctueux sous la main. Son nez est humide et froid ; son œil, clair et vif. Sa gueule, rose. Son pouls donne environ cent pulsations. Ses déjections sont plutôt molles que dures et de couleur jaune ou brune.

DES SIGNES DE MALADIE

Malade, l'animal est triste et refuse la nourriture. Son poil est terne et piqué, c'est-à-dire légèrement redressé, particulièrement sur les reins. Son nez est sec et chaud. Le globe de l'œil est terne et la muqueuse rouge violacée. La gueule est pâle. Le pouls est agité, intermittent, et, ses déjections sont dures, sèches ou très liquides et de couleur terreuse ou noire.

MANIÈRE D'ADMINISTRER LES REMÈDES LIQUIDES OU SOLIDES

Bien des chiens se défendent lorsqu'il s'agit de leur administrer des remèdes, c'est qu'on s'y est mal pris la première fois, soit qu'ils aient été brutalisés, soit que le médicament, par son acreté, les aient dégoûtés.

Pour éviter toute défense, renfermer la substance ou le liquide dans une ou plusieurs minces capsules de farine de froment, trop faciles à préparer soi-même pour avoir à l'indiquer ici. Cela fait, enjambez l'animal, caressez-le et faites-le asseoir. Puis, la main gauche appuyée sur la tête, pressez des doigts la lèvre supérieure, et, la gueule ouverte, introduisez la main droite au delà de la langue. Le médicament déposé, on retire la main lestement pour la porter à la tête que l'on maintient élevée et la gueule fermée, jusquà ce que le chien ait dégluti.

Quant aux boissons adoucissantes, rafraîchissantes, etc., renfermées préalablement dans une fiole de verre au goulot très épais, on introduit l'index de la main gauche à la commissure des lèvres, de manière à faire poche ; puis, de la main droite, on verse le liquide par petites quantités. La tête du chien ne doit pas être maintenue haute, et, dès qu'il tousse, il faut, de suite, suspendre l'ingurgitation, sans quoi, la présence du liquide, dans les voix respiratoires déterminerait des accidents sinon funestes du moins fort graves.

DE LA SAIGNÉE

On ne peut saigner un chien que dix heures au moins après qu'il a pris de la nourriture.

On pratique la saignée avec une lancette à l'aide de la quelle on ouvre la veine jugulaire. Après avoir fait une ligature près des

épaules de l'animal, pour opérer le renfle-
ment du vaisseau, on rase le poil à la place
où on sent du doigt la veine, puis, on la
maintient entre le pouce et l'index de la
main gauche, tandis que, de la main droite,
on la pique d'un coup. Après quoi, on
retire la lancette en la basculant légèrement
pour faciliter le jet du sang. La quantité du
sang à tirer varie selon la force du chien et
la gravité des symptômes. D'ordinaire, elle
est au moins de 350 grammes pour un chien
d'ordre.

On arrête le jet du sang en faisant cesser
la compression du vaisseau. Puis, après
avoir lavé la piqure à l'eau froide, on la
ferme, à l'aide d'une épingle qui en réunit
les deux lèvres. Elle doit être guérie en
ving-quatre heures.

DU SÉTON

On pratique cet exutoire au moyen d'une
aiguille de forme spéciale, dans l'œillet de
laquelle on passe un ruban de fil de la largeur d'un centimètre environ.

On sétonne, soit à la nuque, soit au cou
et rarement à la base de la poitrine.

Selon la longueur qu'il veut donner au
séton, l'opérateur pince, de la main gauche,

la peau plus ou moins, et, de la droite, la traverse d'un seul coup.

Pour activer l'inflammation déterminée par la présence du ruban sous les tissus, frottez-le de beurre salé et faites-le circuler plusieurs fois sous la peau.

La suppuration établie, on lave le séton tous les jours, avec de l'eau légèrement savonneuse. Cela fait, pour le désinfecter et en éloigner les mouches, ou pour empêcher les autres chiens de le lécher, passez sur les plaies un pinceau trempé dans de la teinture d'aloës.

D'ordinaire, on ne laisse tirer un séton que durant douze jours.

On purge le chien, le surlendemain du jour où l'exutoire a été enlevé, et, une dernière fois, après cicatrisation des plaies.

DE LA FIÈVRE

La fièvre est le prélude de la plupart des affections du chien.

L'animal est triste, refuse de se nourrir, frisonne et se peletonne. Son nez est sec, chaud, sa gueule pâle et son pouls — artère fémorale, face interne de la cuisse gauche — marque plus de cent pulsations à la minute.

Une légère saignée — 3oo grammes —

des lavements à l'eau de son, des boissons rafraîchissantes — lait coupé d'eau — sont les premiers soins.

La fièvre tombée, on purge l'animal — 30 grammes, sulfate de soude — si elle continnait, réitérez la saignée ; mais, dans ce cas, il est rare que de nouveaux symptômes n'accusent pas bientôt des inflammations graves et il est prudent d'appeler sans retard un praticien habile.

DE LA MALADIE

La maladie n'est autre que l'épidémie qui, en 1763, sévit sur toutes nos races de chiens. C'est une fièvre inflammatoire des muqueuses, soit des fosses nasales, soit des conduits lacrymaux, soit de l'appareil respiratoire, soit enfin des intestins. Ces symptômes sont donc très-variés, aussi est-t-il difficile d'admettre comme spécifique, tels breuvage, telles poudres, tour à tour vantés et bientôt abandonnés.

Peu de chiens sont exempts de la maladie. En général, elle attaque les jeunes animaux depuis trois mois jusqu'à dix et même quinze mois. J'ai remarquée que plus son apparition était tardive, plus elle était dangereuse.

L'hygiène est le plus sûr préventif de la maladie. Toutefois, je ne saurais trop recommander le traitement suivant.

Trente jours après leur naissance, purgez vos chiens avec de la manne fondue dans du lait et répétez, tous les mois, régulièrement, cette purgation soit avec de l'aloës, 1 gramme — de l'huile de ricin, 25 grammes — du sulfate de soude, 20 grammes. On atténue ainsi ses effets si destructifs ; mais encore une fois, la diversité de ses symptômes, la localisation si variée de la maladie, exigent l'expérience d'un homme de l'art. J'ai vu tant de chiens tués pour avoir été saignés, sétonnés, purgés à tort, que je me fais un cas de conscience de ne pas indiquer ici le traitement approprié à la marche de la maladie. Il exige des connaissances qui sont le fruit d'études spéciales. Les indiquer succinctement serait d'une médiocre utilité, et en traiter à fond, ce serait sortir du cadre de cet A. B.. C. de la médecine des chiens.

DE LA RÉTENTION D'URINE

Tout chien, très échauffé ou très fatigué, est très sujet à cette affection.

Si elle est simple, c'est-à-dire si l'animal éprouve seulement de la difficulté à uriner, du lait coupé avec une décoction de chiendent, comme boisson, suffit pour la faire disparaitre. Mais, compliquée de pissement de sang, une saignée est nécessaire. On nourrit peu l'animal, mais avec de la mouée très liquide et faite de farine et de son d'orge, légèrement épaissis dans du lait coupé d'un mucilage à la graine de lin.

L'inflammation ayant disparu, solliciter le chien à uriner par des boissons adoucissantes additionnées de sel de nitre, à la dose de 4 grammes par décilitre.

DU FLUX DU SANG

Cette maladie est contagieuse.

Le chien se vide avec peine et douleur. Ses déjections sont liquides, très-fétides et mélées de sang. En outre, l'anus est brulant et rouge et l'animal a de la fièvre. Saignez-le, donnez-lui, par jour, deux lavements d'eau de son coupée de lait et nourrissez-le exclusivement de bouillon très léger.

L'inflammation calmée, administrez quelques lavements préparés avec de la graisse de mouton fondue dans du lait ou de l'eau de son. Ne pas se servir du suif dont la préparation est toujours malsaine.

DES VERS

Le chien, tourmenté des vers, dépérit de jour en jour, son poil est piqué particulièment sur les reins. Il est affecté, surtout le matin, d'une petite toux sèche qui disparait aussitôt qu'il a dégluti soit aliments, soit boisson. Son haleine est fétide ; sa faim dévorante. Enfin ses déjections dénotent la présence de ces parasites.

L'huile de ricin, renfermée dans une ou plusieurs minces capsules de gluten et administrée à jeun, à la dose d'une cuillerée à bouche, pour les chiens adultes, d'une cuillerée à café, pour les jeunes chiens, tous les matins, pendant huit jours consécutifs, réussit parfaitement à les en débarrasser.

La limaille de fer, en poudre très fine et incorporée à du miel, produit également d'excellents effets. On l'administre, à jeun, sous forme d'une ou plusieurs pilules saupoudrées de farine. On purge ensuite.

DES CHANCRES INTERNES ET EXTERNES

L'apparition des chancres, à l'intérieur

comme à l'extérieur des oreilles, dénote toujours l'acreté du sang.

Le chien, qui souffre du chancre externe se gratte souvent l'oreille affectée, se plaint et secoue violemment la tête. A l'examen, la conque de l'oreille est tuméfiée et exhale une odeur fétide.

Deux purgations à cinq jours d'intervalle, laver l'oreille avec de l'eau de guimauve tiède, soir et matin, et laisser tomber, dans le conduit auditif, six à huit gouttes de la solution suivante :

Sulfate de zinc. . . . . 1 gramme
Glycérine. . . . . . . 30 grammes

Régime maigre et liqueur dépurative selon la formule ci-après, administrée à jeun, et, à la dose d'une cuillerée à bouche, tous les matins, pendant quinze jours :

Iodure de potassium . . 15 grammes
Sirop de salsepareille. . 20 —
Eau distillée . . . . . 150 —

Chez les vieux chiens, cette affection est incurable. Un séton, passé derrière la nuque, des purgations répétées, un traitement dépuratif, une nourriture rafraichissante et beaucoup d'exercice, peuvent seuls les soulager.

Le chancre extérieur affecte particulièrement le bord des oreilles. Le premier signe est l'épaississement de la peau, et, par suite, une démangeaison qui excite l'animal à des battements d'oreilles répétés. Bientôt les tissus s'exfolient et le chancre apparaît sous la forme d'une petite crevasse d'où le sang s'échappe et qui bientôt rongera les parties voisines.

A la suite d'un battement, laissez couler le sang pour désengorger l'oreille ; puis, après avoir lavé le chancre à l'eau froide, trempez-le dans de l'extrait de saturne pur, et couvrez-le aussitôt après, d'un emplâtre de poix chaude étendue sur une bandelette de taffetas noir.

Ensuite, mettez au chien un filet, pour qu'il ne batte plus des oreilles et purgez-le, deux fois, à cinq jours d'intervalle. Nourriture rafraîchissante. L'inflammation calmée, enlevez le filet, l'emplâtre tombera de lui-même.

Jusqu'ici ce traitement m'a paru le plus efficace. Comme tous les chasseurs, j'ai essayé de bien des remèdes, et, même, j'ai du recourir à l'arrondissement des oreilles, seul parti à prendre si l'affection est invétérée.

DE L'AGGRAVÉE

En chassant dans des pays caillouteux ou par la gelée, les chiens s'échauffent les pieds au point que la sole se boursoufle et même que sa croûte est détruite.

Dans le premier cas, découvrir, aux ciseaux, les ampoules, sans quoi le nouvel épiderme serait sans résistance et le chien pour longtemps hors de service. Ensuite, tenir le pied dans de l'eau bien fraiche, durant dix minutes, puis le panser avec un retraintif fait avec de la suie, en poudre fine, incorporée à des blancs d'œufs peu battus.

Dans le second cas, l'eau courante est d'un excellent effet, mais il faut également se servir du même retraintif auquel on ajoute toutefois du fort vinaigre.

Si les chiens aggravés ont besoin de repos, il ne faut pas, dès la cicatrisation des plaies, négliger de les mener à l'ébat pour leur faire promptement une nouvelle sole.

ENGORGEMENT DES BOUTURES

A la suite de chasses très sévères, des chiens sont raides des jambes de devant et souffrent de tumeurs molles qui leur font enfler les boutures. Dans bien des chenils, on n'y fait pas plus attention que cela. On laisse le chien à la paille et tout est dit. C'est à ce manque de soins qu'il faut attribuer la perte du pied que beaucoup de chiens font jeunes encore.

Le repos est chose indispensable au chien qui souffre des boutures, mais ne négligez point de le faire frictionner, au moins deux fois par jour, avec de l'eau-de-vie camphrée.

Dans le cas où il continuerait à boiter, une friction au liniment est d'un excellent effet.

DE LA BOITERIE DES ÉPAULES

Des chiens — surtout des jeunes — sont pris souvent des épaules à la suite de chasses sévères. Aussitôt refroidis, ils en boitent. Au retour de la chasse, il faut leur faire une charge avec de l'eau-de-vie camphrée et leur donner du repos. Mais si la boiterie continuait, au retour d'un ébat, alors que les épaules sont échauffées, faites-leur une vigoureuse charge à l'essence de térébentine et tenez-les devant un feu vif, jusqu'à ce que le poil soit parfaitement sec. Un long repos est nécessaire. Si, malgré ses soins, la gêne ne disparaissait pas, faites-les chasser, et, à leur rentrée au chenil, répétez les charges. Quelquefois les épaules se débrouillent.

DE L'ÉTRUFFURE

A la suite d'un effort pour sauter un large fossé, ou, par le fait d'un coup, soit contre un arbre, soit contre le battant d'une porte, un chien s'étruffe, c'est-à-dire se déboîte le fémur ou se dérange le tendon de la cuisse.

De retour au chenil, dessoler légèrement, à l'aide du bistouri, la sole du pied de la cuisse valide pour obliger le chien à se servir du membre malade qui, sans cela, s'atrophierait certainement.

Promener l'animal, deux fois par jour, et le frictionner, à plusieurs reprises, avec de l'huile de laurier.

Dans le cas où, après ces soins et un long repos, il continuerait à boiter, une friction avec le liniment peut produire un bon résultat.

J'ai essayé le feu en pointe. La boiterie a disparu ; mais, quelques soins qu'on donne,

il est très rare que le chien étruffé retrouve,
sinon son pied, du moins, sa première vigueur.

DE L'ALLONGEMENT

Pour avoir couru plus vite qu'il ne pouvait, un chien s'allonge, c'est-à-dire que le
nerf de la cuisse est distendu à ce point que
le jarret touche la terre.

Dès qu'on s'en aperçoit, il faut, de suite,
lier le jarret avec une bandelette d'étoffe
qu'il est aisé de préparer, soit avec un
mouchoir, soit avec une cravate.

De retour au chenil, défaire la ligature,
puis, après frictions du nerf avec de l'huile
de laurier, le bander à nouveau jusqu'au
pied et dessoler légèrement la cuisse malade, afin que l'animal ne s'en serve point.

Deux fois par jour, mouiller le bandage
d'eau-de-vie camphrée. Beaucoup de repos.

Dès que le nerf est bien retiré, lever
l'appareil et continuer les frictions. Promener le chien, mais ne le mener à la
chasse qu'après des ébats judicieusement
gradués. Quelquefois, des chiens s'allon-
gent également des doigts. Le traitement
est le même. Mais l'accident est bien moins
dangereux. Le chien allongé du jarret,

comme celui étruffé, est rarement aussi vigoureux qu'il l'était.

DE LA DÉCOUSURE ET DE L'ÉVENTRURE

Un chien est-il décousu par un sanglier ou éventré par un cerf, le premier soin est, sur les lieux mêmes, de nettoyer, aussi bien que possible, les boyaux de toutes souillures. Cela fait, rentrez-les doucement, bandez le ventre de l'animal avec un mouchoir et faites-le transporter à la maison la plus proche.

Là, on étend le chien sur le dos et on l'y fait maintenir. Puis, les mains enduites d'huile, on retire avec précaution les boyaux pour les laver dans un plat rempli d'eau tiède. Dans le cas où la décousure, l'éventrure, ne permettraient pas le passage de la main, agrandissez la blessure, mais en ayant soin d'introduire préalablement l'index de la main gauche pour y appuyer la pointe du bistouri et fendre ainsi le cuir sans risques d'offenser les intestins. Ces derniers, une fois lavés, on les recoule, avec précaution, en prenant bien garde de les nouer. Ensuite, à l'aide d'épingles et de fil ou de soie, on fait la suture suivante : Rappro-

cher d'abord les lèvres de la blessure sur
tout son parcours, en les traversant d'épingles placées à deux centimètres les unes
des autres ; puis, avec du fil, les relier, par
un croisé, toutes ensemble, et terminer par
un nœud.

Cette suture est très facile à pratiquer et
préférable à toute autre. Elle a non seulement l'avantage de mieux rapprocher les
lèvres de la blessure, mais tout en permettant au pus de s'échapper, le chien ne peut
la détruire des dents comme celle faite à
l'aiguille.

La suture faite, on enduit la plaie de saindoux ou d'huile ; on bande légèrement
serré, avec de la toile, le ventre du chien,
puis on lui donne à boire de l'eau dégour-
die pour calmer d'abord la soif dont il
souffre toujours en pareil cas, et, dans le
but que le liquide, par son passage dans les
intestins, sollicite ces viscères à reprendre
leur position naturelle.

De retour au chenil, il est prudent de lui
mettre un chapelet afin qu'il ne déchire pas
l'appareil posé.

Du bouillon coupé de lait est la nourriture la plus convenable pour les chiens
éventrés ou décousus.

On retire le bandage selon que la cicatrisation s'active chaque jour ; la plaie sera nettoyée et lotionnée avec du vin aromatique jusqu'à parfaite guérison. Les épingles tombent d'elles-mêmes.

Si le chien est atteint aux épaules, aux cuisses, le traitement consiste à nettoyer les blessures, à les suturer de la manière indiquée plus haut et à les lotionner avec du vin aromatique. Mais, dans le cas où, en les sondant du doigt, on les reconnaîtrait profondes et ayant offensé gravement les parties, donnez les premiers soins et appelez un vétérinaire.

En cas d'hémorragie, tamponnez promptement la blessure avec de la terre pétrie ; bandez-la et, de retour au chenil, faites lever l'appareil par un homme de l'art.

DE L'ABCÈS

A la suite de meurtrissures graves, coups de boutoir, coups de pied, chutes, etc., il se forme des abcès, des amas de sang vicié, en un mot, du pus.

Souvent, trop souvent dans les vautraits, on n'a pas connaissance des chiens bourrés, soit à l'attaque, soit à l'hallali. Quelques jours après la chasse, un matin, on est tout étonné de trouver mort un chien, sans s'en définir tout d'abord la cause. C'est le fait d'un abcès dont l'épanchement, à l'intérieur du corps, est toujours mortel.

Sur les fins d'un animal, on ne saurait donc trop remarquer les chiens qui sont chargés et maltraités. Dans ce cas, on les raccouple, on leur fait avaler de suite quinze gouttes d'arnica dans la moitié d'un verre d'eau, et on les tient à l'écart de la curée. C'est là le premier soin à leur donner, et souvent il conjure tout danger.

Si, le lendemain au matin, le chien a de la fièvre, précurseur ordinaire de l'abcès, soignez-le et tâtez-le par tout le corps. La partie affectée sera chaude et douloureuse. Dès lors, pour hâter la résolution à la surface, raser le poil aux ciseanx, bien frotter à la main la peau avec l'onguent suivant :

Feuilles de seneçon.   250 grammes.

Saindoux.. . . . 500 grammes.

et, aussitôt après, appliquer, bien chaud, un cataplasme à la farine de lin. Bander et mettre un chapelet.

Renouveler, trois fois par jour, les charges à l'onguent et les cataplasmes.

L'abcès mùri, on l'ouvre à l'aide d'un bistouri. Après avoir sollicité l'écoulement du pus, on le nettoie avec de l'étoupe trempée dans une décoction tiède de vulnéraire ; cela fait, on garnit la cavité du décoctum de cette plante. Surtout que la bourre, par son volume, soit toujours d'une introduction très facile et ne remplisse pas la cavité formée par l'abcès, pour ne pas offenser les tissus déjà enflammés.

La suppuration devenant à rien, pour solliciter la pousse de la chair, lotionner la plaie avec du vin aromatique.

En été, pour éloigner les mouches, on l'enduit, à l'aide d'un pinceau, d'une légère couche de teinture d'aloès.

La cicatrisation opérée, purger le chien.

DES DENTÉES

Lorsque deux chiens se pillent, l'un et l'autre se font souvent de sérieuses blessures. Mais, dans un chenil, lorsqu'un chien est pillé par tous les autres, si l'on n'intervient promptement, il arrive toujours que le malheureux animal est tellement lacéré de dentées, tellement déchiré, que la gangrène succède rapidement à l'inflammation et détermine promptement la mort.

Selon les parties offensées, la fièvre quelquefois, l'enflure toujours, accompagnent les dentées. En été, trois fois par jour, faites baigner dans l'eau courante, le chien pillé et l'y faites tenir une heure durant. Ensuite, débrider les blessures, les panser avec du vin aromatique et lotionner les tissus environnants avec de l'eau et du vinaigre.

En toute autre saison, il faut soumettre le chien à un jet d'eau fraîche dirigé sur les dentées, trois ou quatre fois par jour, pour avoir chances de se rendre maître de l'inflamation.

A l'intérieur, administrer l'arnica à la dose de vingt gouttes dans un quart de verre d'eau.

DE L'ÉCHAUFFEMENT

Un chien pris de chaleur ou à bout d'haleine, roule et se débat à croire qu'il tombe du haut mal. Si on a de l'eau à portée, il faut, de suite, lui en lotionner la tête. Plus elle sera froide, meilleur sera le remède. A défaut de celle-ci, quelques gouttes d'eau-de-vie, sur la langue, raniment l'animal. Enfin, si vous n'avez pas de ces moyens à votre disposition, faites deux ou trois légères incisions à la face interne des oreilles, l'animal reviendra promptement à lui.

DE L'ÉPILEPSIE

Des attaques épileptiformes accompagnent fréquemment la maladie. Les vers, une constipation opiniâtre, peuvent aussi les déterminer. Elles cèdent devant un traitement convenable ; mais l'épilepsie, le mal caduc, est incurable.

Les accès sont toujours soudains. Le chien roule comme frappé à mort ; ses yeux se tournent ; ses joues, ses lèvres, ses pattes, ont des mouvements convulsifs ; enfin, il écume et suffoque. Si on est à portée de jeter immédiatement, dans l'eau, le malheureux animal, la réaction le rappelle à lui et il se remet, mais les accès se renouvelant, le mieux est de s'en défaire.

DES MORSURES DE VIPÈRES

A l'aide du bistouri, pratiquez une incision cruciale dont la morsure est le point d'intersection des lignes. Laissez saigner, puis, lavez la plaie avec de l'alcali volatil sans eau, ou de l'acide phénique.

Comme traitement interne, faites avaler, toutes les deux heures, une cuillerée de camomille additionnée de cinq ou six gouttes d'alcali.

Lotionnez, à plusieurs reprises, avec de l'eau et du vinaigre, les parties atteintes d'inflammation.

DES PIQÛRES D'ÉPINES

Selon les parties où une épine à pénétré, l'inflammation que sa présence détermine est plus ou moins grave. Lorsqu'elle est logée aux boutures, elle est toujours dangereuse.

On retire une épine, soit à l'aide du bistouri, en élargissant un peu la piqûre, soit au moyen d'un emplâtre de poix posé sur un cataplasme, dans le cas ou l'inflammation ne permet plus de la découvrir. La suppuration établie, on bassine la plaie avec du vin aromatique.

DES TIQUES ET DES PUCES

Au bois, les chiens ramassent toujours des tiques. Ces insectes, peu visibles d'abord, se décèlent bientôt par le sang dont ils se remplissent, ainsi que des sangsues.

Ne jamais les arracher du cuir, comme c'est la mauvaise habitude dans les chenils, mais les passer au pinceau trempé dans l'huile. Ils tombent bientôt asphyxiés. En les arrachant, la tête de l'insecte reste dans la plaie, et, pour peu que le chien ait le sang échauffé, cela détermine de petits abcès qui peuvent prendre un mauvais caractère.

Quant aux puces, hôtes inséparables des chenils mal tenus, la meilleure manière d'en garantir les chiens est, avec un bon pansage, de saupoudrer leur paille de sciure fraîche de sapin ou de les poudrer eux-mêmes, par tout le corps, avec de la fleur de soufre.

DÉGLUTITION DES ÉPONGES

Quelquefois, par négligence, des valets de chiens laissent des éponges à portée des chiens. Ceux-ci, les ayant découvertes, ne manquent pas de les déchirer et d'en avaler des morceaux plus ou moins volumineux. Les sucs gastriques, il est vrai, en détruisent bien vite les propriétés spongieuses ; mais encore est-il prudent de supprimer l'eau, pour ce jour-là, et de donner aux chiens une mouée plus épaissie que d'habitude. Le lendemain, on peut sans danger les laisser boire.

DE LA RAGE

La rage a une origine spontanée, encore inconnue, mais, dans la plupart des cas, le

développement de ce mal terrible n'est dû
qu'à la contagion.

En chasse ou à l'ébat, si quelques-uns de
ses chiens sont attaqués et pillés par un
chien étranger, de mauvaise mine, maigre,
efflanqué, courant non pas droit devant lui,
mais comme un fou, de côté et d'autre, il
est du devoir d'un piqueux d'examiner ce
chien, avec la plus grande attention, pour
en donner le signalement, savoir d'où il est
et à qui il appartient. Sans tarder, il débri-
dera profondément les dentées dont ses
chiens sont atteints, laissera bien couler le
sang, les lavera ensuite à l'eau salée et fera
tomber, dans chacune des plaies, une dizaine
de gouttes d'alcali pur ou d'acide phénique.

Ces soins seront donnés sur-le-champ.
De retour à la maison, il passera en revue,
de nouveau et avec le soin le plus minutieux, tous les chiens et confinera ceux qui
ont été pillés, dans une pièce isolée du chenil. Là, au moyen d'une forte chaîne fixée
dans un des murs, il attachera chaque chien,
à distance suffisante de son voisin, pour
éviter tout contact possible, lui mettra de
la paille sous lui, de l'eau fraîche en abondance à sa portée et ne changera en rien
sa nourriture.

Ces précautions prises, envoyez incontinent aux renseignements. Prenez les in-
formations les plus précises, et, si le chien
qui a pillé les vôtres est malheureusement
reconnu et signalé comme animal atteint
de la rage, pas d'hésitations, faites-les tuer
sur-le-champ et qu'ils soient enterrés à six
pieds sous terre. Ensuite, faites brûler
bancs, paille, auges, muselières, colliers,
même passer au feu les chaines qui ont
servi à mettre à l'attache les chiens hydro-
phobes, et qu'aucun chien ne pénètre dans
la pièce où ils ont été confinés sans que les
murs en aient été passés, deux fois, au lait
de chaux.

S'il s'agit d'un chien sur lequel les renseignements sont trop vagues pour rien
décider, il ne reste plus qu'à surveiller les
chiens soupçonnés.

Le diagnostic de la rage est des plus difficiles, en raison même de l'analogie de ses
symptômes avec ceux d'autres affections,
telles que l'épilepsie, l'angine, l'inflammation de l'estomac, etc. Aussi, en appeler à
l'expérience d'un homme de l'art est chose
indispensable.

La rage affecte deux formes différentes,
la rage dite *furieuse*, la rage dite *mue*.

L'une et l'autre ont une terminaison fatale,
mais la première est la plus dangereuse en
ce que, chez le chien qui en est atteint, il
existe une tendance permanente à mordre,
tandis que le caractère principal de la rage
mue est la paralysie des mâchoires de l'animal, ce qui le met hors d'état de causer la
mort par des dentées.

Le chien, affecté de la rage furieuse, soit
par spontanéité, soit par contagion, est triste,
recherche les endroits sombres, comme s'il
voulait s'y cacher, ramasse sa paille sous
lui, avec violence, et, souvent, il la secoue
de la gueule. Inquiet, il change sans cesse
de place et marque une grande tendance à
s'échapper de la maison.

Il est, tour à tour, vorace et sans appétit,
son inquiétude nerveuse le porte à ronger
ce qui est à sa portée et à se jeter sur tout
ce qui remue autour de lui, ou sur tout
objet dont la vue le surprend. Il broie sa
paille et lèche, avec goût, les objets froids,
murs, morceaux de fer, plats de terre vernie.

Enfin, symptômes certains et caractéristiques, il déglutit ses propres déjections,
lape sa propre urine, et, loin d'avoir horreur de l'eau, comme on le prétend à tort,
brûlé qu'il est d'une soif dévorante, il boit

avidement, ayant plutôt l'air de manger le liquide que de le laper.

En outre, si le malheureux animal se réclame, son cri est un aboi traîné et terminé en un hurlement sinistre qu'il jette en l'air, relevant le nez à la manière du loup.

Enfin, d'accès en accès, la maladie se termine par un épuisement complet et la mort vient mettre un terme à tant de souffrances, ordinairement le huitième jour après l'invasion du mal.

Table des Matières

Paris. — Imp. PAIRAULT et Cⁱᵉ, 3, passage Nollet.

CHEZ LES MÊMES ÉDITEURS

EXTRAIT DU CATALOGUE GÉNÉRAL

Annuaire de la Vénerie Française. Beau volu[me]
in-8 couronne, orné de 32 phototypies, dernière éditi[on]
                                                    5

Boisrot de Lacour. Traité sur l'art de chasser av[ec]
le chien courant (recommandé pour la chasse du lièv[re])
beau volume in-8.   6

Fanfares des Équipages Français, paroles [et]
musique, fort volume in-4 orné de 100 illustration[s]
                                                   15

Manuel du Sonneur de trompe, par le comte H. [de]
la Porte, (indispensable à ceux qui veulent apprendre [à]
sonner ou sonnant déjà.) Volume in-8 couronne.   3

Guillebert des Essarts (de). La chasse du lièvre [à]
courre et à tir, joli volume.   3

Hublot (Gaston). Le Chien Dupuy, orné de 6 phot[o]
gravures in-8.   2

Le Couteulx de Canteleu (comte). De l'écondit[ion]
des chevaux de chasse, édition in-12.

Le Verrier de la Conterie. L'École de la chasse [aux]
Chiens courants, 2 volumes in-8 couronne. [Cet]
ouvrage est appelé à juste titre le *Bréviaire [du veneur.]*

Phœbus. La chasse de Gaston Phœbus, nou[velle]
édition, beau volume de 300 pages.

www.ingramcontent.com/pod-product-compliance
Lightning Source LLC
LaVergne TN
LVHW010303190726
843502LV00014B/1105